小さな町で評判の
歯科医が解説

歯周病になったらどうする？

歯科医師
亀井孝一朗

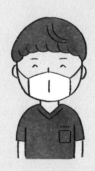

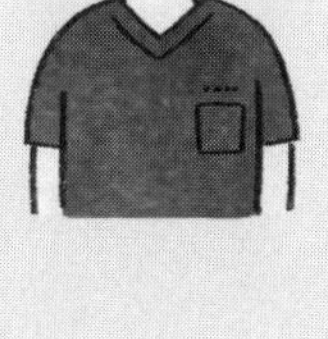

アスコム

突然ですが、
みなさんに質問です。

Q

2001年に
ギネスブックに認定された
人類史上もっとも
感染者数の多い感染症は、
なんでしょう？

答えは
「歯周病」
です。

はじめに

こんにちは。三重県名張市《なばりし》で「かめい歯科クリニック」の院長をしている亀井孝一朗です。

冒頭でいきなり質問を投げかけてしまいましたが、いかがだったでしょうか？

人類史上、もっとも感染者数の多い感染症が、歯周病だとみなさんご存じだったでしょうか。

その蔓延《まんえん》ぶりは日本でも例外ではなく、**30代以上の約６割の人が歯周病だといわれ、なかには20代、10代でもその症状が出る**ことがあります。

歯周病というのは、簡単にいえば細菌によって歯のまわりの歯ぐき（歯肉）に炎症が起こり、さらに進行すると歯を支えている骨が溶けてしまう病気です。

ただし、重症化しないと症状に気づきづらく、痛みもなく、初期の段階では特に生活に不都合をもたらすものではありません。

そのため、患者さんに歯周病を軽視されてしまうことが、わたしたち歯科医にとって最大の課題です。

ですから、はっきりいいます。

「歯周病は、みなさんが思っている以上にとても危険な病気」です。

なおかつ寿命が延び、「人生100年時代」といわれているなかで、死ぬまで幸せな人生を過ごすためには、見逃せない病気なのです。


その理由は大きくふたつあります。

ひとつは、歯を失う原因になるということです。

口内を清潔に保ち、歯周病菌の増殖が抑えられていれば問題ありませんが、進行すると歯ぐきが腫れる「歯肉炎」へ、そして重度に進行すると「歯周炎」となって歯を支える土台を崩していきます。

歯は、土台がないと支えられずになくなっていきます。

歯をなくす原因の約4割が歯周病といわれています。

たとえ、インプラント、差し歯、入れ歯などで失った歯を埋め合わせても、歯周病で**ボロボロになった歯ぐきでは、自前の歯よりも噛《か》む力が失われてしまい、硬い食べ物が食べづらくなったり、食べ物を歯で細かく砕くことができなくなったり**します。

人間の体の健康は、食事によって吸収する栄養によって保たれています。

たんぱく質が、筋肉、臓器、肌、髪、爪、体内のホルモン、酵素、免疫物質などをつくり、炭水化物や脂質は、体を動かすエネルギーとなります。

ビタミンやミネラルは、さまざまな体内の調整やエネルギーをつくり出すサポートをするために欠かせません。

つまり、**歯がなくなることで栄養が摂取できなくなり、それが老化を早めたり、筋力の低下を招いたり、体調を崩したりする原因となる**のです。

なにより、食事は、わたしたちに喜びをもたらしてくれます。

「歯周病で大好きな肉が食べられなくなった」

「噛むのがおっくうで、食欲がわかなくなった」

思いどおりの食事ができないことで、三大欲求のひとつである食欲が削《そ》がれることがどれだけ人生の幸せを奪うのか。そしてそれによって、心の健康が大きく蝕《むしば》まれていくことは想像に難くないのではないでしょうか。

もうひとつ重要なポイントは、歯周病が**動脈硬化や心筋梗塞《こうそく》、糖尿病、関節リウマチなどの自己免疫疾患だけでなく、アルツハイマーや新型コロナウイルスとの関係性も語られるなど、多くの病気との関係性が指摘されている**という点です。

老化や不調、そして病気まで、歯周病が進行することであなたの体にさまざまな害がもたらされる危険性があるのです。

歯周病は不治の病？

そんな歯周病を、「不治の病」という人もいます。

歯周病は、「治らない」ということではなく、**一度症状が進行し、歯ぐきや歯を支えている骨が溶けたら、元には戻らない**という意味です。

ですから、**早めに歯科で適切な治療を行うこと、そして日々の生活習慣やケアによってさらなる進行を防ぐことが大切**です。

また、まだ歯周病になっていない人は、そうならないように予防することが欠かせません。

もちろん、高齢者だけではなく子どもだって同様です。

幼少期から、しっかりと歯周病になりにくいようなケアをし、歯並びや歯ぐきの状況を意識してあげてほしいのです。

きっと、お子さんの長い将来にわたっての素敵《すてき》なプレゼントになるはずです。

本書が、ご自身はもちろんのこと、お子さんやお孫さんとご一緒に、歯や歯ぐきに関してのことを考え、治療してもらうきっかけになれば幸いです。

かめい歯科クリニック院長　亀井孝一朗

目次

第1章

幸せな老後を過ごすために、「歯周病」から身を守る

第2章

歯周病という病気の正体とは？

第3章

歯周病が、さまざまな病気を引き起こす

第4章

歯科クリニックは、なにをする場所？

第5章

歯科衛生士が教える「正しいケア」の方法

第6章

歯と歯ぐきを長持ちさせるために必要な栄養は？

第7章

歯と歯ぐきの健康を守る生活習慣

第1章

幸せな老後を過ごすために、「歯周病」から身を守る

「食べるもの」を気にしているだけでは健康になれない

「健康になるために、みなさんはなにをしていますか？」

このようなアンケートで上位にくるのが、「食事に関すること」です。

「はじめに」でも述べましたが、「体は食べるものでできている」といっても過言ではありません。

食事から得られる栄養によって、わたしたちの体は動いています。

逆に、糖質をとり過ぎたり、カロリーの高いものを食べ過ぎたり、体に悪い添加物をたくさん食べたりすると、調子が悪くなっていく。そのため、「食べるもの」に気をつけることはとても大切です。

ですが、**「食べるもの」と同じくらい、注意を払わなくてはならないのが「食べる機能」**です。

食べて栄養を吸収するためには、歯と、それを支える歯ぐきの力で、食べ物を細かくすりつぶさなくてはなりません。

歯と歯ぐきが丈夫でなければ、この「食べる機能」が果たせず、やわらかいものしか食べられなくなってしまいます。

近年、高齢者のたんぱく質不足が問題になっていますが、その一因が「食べる機能」の低下にあるとわたしは感じています。

たんぱく質を摂取するのに適している食べ物は肉ですが、**高齢になると歯や歯ぐきが弱って肉を咀嚼《そしゃく》しづらくなるため、肉を食べなくなってしまう**のです。

たんぱく質が不足すると筋肉量が低下し、歩行機能などの運動機能が衰えて体が弱っていきます。

そして、体を動かすのがおっくうになり、外出が遠のき、寝たきりという悪循環にもつながっていきます。

体を動かすために必要なエネルギーや、たんぱく質などの栄養が不足している状態を「低栄養」といいます。

厚生労働省が発表した「令和元年度 国民健康・栄養調査結果の概要」によると、65歳以上の低栄養傾向の人は、男性12・4％、女性20・7％となっています。また、85歳以上では、男性17・2％、女性27・9％へと増加します。

その原因のひとつが「食べるものがない」ではなく、歯や歯ぐきが衰えて「食べられない」からです。

「食べる機能」が衰えれば、どんなに健康的な食べ物でも体のなかに栄養として取り込みにくくなり、健康を維持できません。

だからこそ、歯周病予防によって歯や歯ぐきの健康に気をつかってほしいのです。

人生100年時代を生きるには、歯と歯ぐきが資本です

医療の進化によって、日本人の寿命は飛躍的に伸びています。

平均寿命は、2022年で男性82歳、女性で88歳と、堂々の世界1位です。

平均寿命は病気や事故で早逝《そうせい》する人の年齢も含まれるため、致命的なトラブルがなければ男性で90歳以上、女性では100歳近くまで生きることも特に珍しいことではなくなりました。

実際に、100歳以上の人口は、1981年に日本全国で1000人程度だったのが、1998年には1万人を超え、2022年には9万人を超えているそうです。

みなさんは、自分が何歳まで生きることをイメージしていますか？

もしかすると、**みなさんが想定しているよりもずっと長い時間を生きる可能性があるのが、現代人の人生**です。

しかし、その長い人生に歯と歯ぐきが一緒についてきてくれるかは、みなさんのマウスケア次第です。

体は比較的元気でも、先に歯や歯ぐきが弱ってしまえば、食事は味気なくなり、食べたいものだって食べられなくなります。

食事は人生の活力を大きく左右しますから、思うように食べられない状況が続けば精神的に落ち込んでしまうでしょう。

ここで、当クリニックの患者さんのケースを紹介します。

姫《ひめ》野《の》正《まさ》巳《み》さん（86歳）は、別の歯科クリニックで虫歯治療を行ったのですが、治療後も継続的に歯の痛みが続くということで、当クリニックに来院されました。

歯ぐきから不定期に出血があり、硬い物をなるべく食べないよう気をつかわねばならず、食事の楽しみも半減だったといいます。

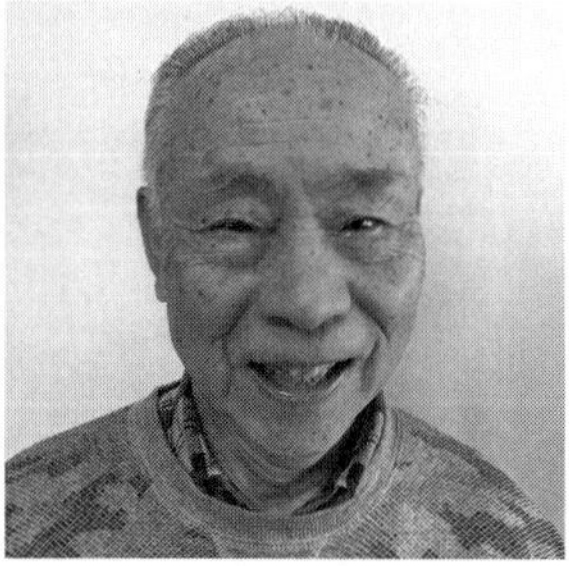

「食事がおいしく楽しめるようになった」と話す姫野さん（86歳）

調べてみると、虫歯は治療されているのですが、歯周病の進行によって歯の土台が悪化していることが原因でした。

ご本人とよく話し合い、歯周病治療とともに、抜歯をしてインプラント治療をすることにしました。

治療後は、歯の痛みも出血もなくなったそうです。

なにより「毎回の食事がおいしく楽しめることが本当にうれしい」とおっしゃっていました。

そのうれしそうな顔を見て、**不安なく制限なく食事ができることの人生における大切さ**をあらためて感じさせられました。

食事がうまくとれなくなると、人生の張り合いだけでなく、栄養の観点でも、食べるべきものが食べられず、たんぱく質の不足によるフレイル（虚弱）などの一因となってしまいます。

そうなれば、次第に自分だけの力では生活を営めなくなっていきます。

寿命が延びても、自分の力で生活を営める「健康寿命」を延ばさなくては、満足な高齢期を過ごすことはできません。歯と歯ぐきがそこに果たす役割は重大です。

人生の最後まで自分の「食べる力」を健康に保ち、自分の力で食事を楽しめる能力を残す――。人生１００年時代だからこそ、食べるものを気遣うとともに、それがとても大切になってくるのです。

自分でケアしてもなかなかとれない口臭の原因は？

「マスクをしていると自分の口のにおいがとても気になる……」

コロナ禍によってマスクを日常的に着用するようになり、このようなことを気にする人がとても増えたように感じます。

一方で、「マスクをしていれば、口臭は伝わらないよね？」と思っている人も少なからずいるようです。

しかし残念ながら、マスクをしていても口臭は相手に伝わります。

口臭がマスクの内側にこもり、それがマスクの隙間から漏れ出る「漏れ臭」が相手に伝わってしまうのです。

マスク生活で口臭が強くなった⁉

また、マスクをし続けてきたことによって、口臭が強くなったという人も少なくないように感じています。

L8020協議会というところが行った「マスク着用による口腔内環境に関する意識調査」によると、**4割以上の方が「マスクを着用してから口臭が悪化した」**と答えています。

いろいろと原因はあると思いますが、マスクをし続けることの息苦しさから、口呼吸になっている人が増えたことが、原因と考えられます。

口呼吸は鼻呼吸よりも口内が乾燥しやすく、口の中の細菌が増殖し、衛生状態が悪化するため、口臭が増すのです。

においによって不快な思いをさせる「スメハラ（スメル・ハラスメント）」という言葉も、最近では聞かれるようになりました。

口臭は生まれ持った体質による場合もありますから、その言葉自体がいいかどうかはわかりませんが、「におい」はハラスメントと認識されるほど耐え難いものであり、人の印象や人間関係に大きく影響することを表しています。

ここでみなさん、一度、自分の口臭をチェックしてみましょう。

手を洗い、舌の上や歯と歯ぐきの溝部分などを指で触り、唾液のにおいをかいでみてください。

口のなかに手を入れるのに抵抗がある人は、ビニール袋に息を吹きかけ、それをかいでみるというのもいいでしょう。

いかがでしたか？　それが、いまのあなたの口のなかのにおいなのです。

口臭のなかでも、歯周病由来のにおいはとりわけキツい

口臭の原因は、ニンニクなどの食べ物やお酒、タバコなどもありますが、これはあくまでも一時的なものです。

また、病気に由来する口臭は呼吸器系、消化器系、糖尿病、肝臓疾患など多様ですが、体の異変による口臭はほとんどの場合、「口のなか」に原因があります。

歯磨き不足の歯や、舌の表面に口腔内細菌が増殖することで口臭を発するほか、ストレスなどで唾液の量が減った場合も前述したように口が乾くことによって、細菌が増殖してにおいます。

ただし、これらは、セルフケアで解決できる可能性があります。

歯科クリニックでのケアを必要とし、しかも圧倒的な臭気を発する口臭の原因は歯周病です。

歯周病による口臭は、歯周ポケット内のプラークという細菌のかたまり（詳しくは後述）に原因があるため、セルフケアでは落としきれません。

歯科クリニックでのプロフェッショナルケアを必要とします。

歯周病菌が放つ悪臭は「メチルメルカプタン」という物質に由来します。

メチルメルカプタンの特徴は「野菜の腐ったようなにおい」ですが、もう少しリアルな言い方をすれば、**「排せつ臭」「生ゴミ臭」です。とにかく、悪臭が強いことが特徴**です。

これに加えて、舌の表面にたまった舌苔《ぜったい》が発する硫化水素のにおいや、肝臓疾患などに由来する「ジメチルサルファイド」などさまざまな悪臭が混ざり合えば、「ドブ臭い」とでもいいたくなる悪臭を発することになります。

基礎疾患に由来する口臭は、すぐにはどうにもならないので致し方ありません。

しかし、治療を受ければ解決できる可能性のある歯周病由来のにおいはすぐに解決するべきでしょう。

歯周病が進行すると、貯蓄が増えない？

歯を失う原因の4割が歯周病だということは「はじめに」でも述べたことですが、歯周病を予防し、歯を残すことは、大切な貯蓄を残すことにもつながるようです。

香川県歯科医師会が2013年に発表した「香川県 歯の健康と医療費に関する実態調査」によると、**40歳以上で歯が20歯以上ある人と15〜19歯の人では、年間の医療費が約7万円、0〜4歯の人では約19万円もの差がある**という統計が出ています。

さらに、サンスターグループが20歳から74歳の労働者約25万人を対象にした2021年の調査を見てみましょう。

この調査では、定期健康診断結果と医療機関の診療情報をもとに、歯の状態と医科医療費との関係を発表しました。

医科医療費とは、歯医者さん以外の医療にかかった費用のことです。

それによると、「男性の20代～30代以外の男女の各年代で、歯の本数が多いほど医科医療費が有意に低く、歯が1本～数本抜けた程度でも、本数の低下にともなう医科医療費が増加する傾向がみられた」との報告がなされています。

つまり、**歯を大切にしないと、口のなかにとどまらず全身の健康に影響し、それだけ医療費がかさむ**ということ。将来、医療費で家計を圧迫されないためにも、歯周病対策を早めにすることが大切です。

歯周病の改善が、さまざまな病気を遠ざける

「歯を抜去すると関節炎が治癒することがある」

これは、2000年も前の古代ギリシアの医師・ヒポクラテスの書き残した記述とされています。

はるか古代より、医師のあいだでは歯の健康と全身疾患に関係があることはわかっていました。

それが研究によって明確になってきたのは、1980年以降のことです。

歯周病もまた、単に歯ぐきが損傷し、歯が抜けるだけの害ではありません。

「はじめに」でも触れましたが、動脈硬化や心筋梗塞、糖尿病、関節リウマチなどの

自己免疫疾患だけでなく、アルツハイマーや新型コロナウイルスとの関係性も指摘されるなど、さまざまな全身疾患と関係していることがあきらかになっています。

日本臨床歯周病学会は、**歯周病の人はそうではない人の2・8倍の確率で脳梗塞になりやすい**と発表しています。

また、フィンランドで脳内の血管の壁がもろく薄くなって大きく膨らんでくる動《どう》脈瘤《みゃくりゅう》という病気の人の破裂した部分を調べたところ、歯周病菌をはじめ、さまざまな口のなかの細菌が検出されたといいます。

さらに、最近よくいわれているのが、**歯周病と糖尿病の双方向の関係性**です。

東京医科歯科大学の研究チームが、糖尿病と歯周病の両方を持つ患者グループに、歯周病の治療だけを行ったところ、糖尿病が改善したといいます。

その反対に糖尿病の治療だけをすると、今度は歯周病が改善したそうです。

これまでは、糖尿病の合併症として歯周病の発症が考えられていましたが、最近は、歯周病菌が間接的に血糖値を下げるインスリンの働きを邪魔していることもわかってきています。

歯周病による出血で、細菌や毒素が全身を巡る

では、なぜ歯周病が、このように、全身の健康にかかわっているでしょうか。

まず、感覚的にイメージしてみましょう。

例えば、膝の擦り傷を泥がついたまま消毒もせず、バイ菌でいっぱいの雑巾をあてていたらどうでしょうか？　患部から雑菌やウイルスが入り込み、患部の化膿や炎症による発熱が起こっても不思議でありません。

また、雑菌やウイルスが血液から血管に流れ込み、全身疾患にいたる場合もあります。例えば破傷風は、傷口から体内に入った破傷風菌が増殖し、脳や神経を侵すことで呼吸障害や痙攣《けいれん》などさまざまな症状を引き起こす病気です。

実は、歯周病による歯ぐきからの出血も似たような状況です。

歯周病は、少し進行すると歯ぐきから出血を起こすようになります。

その出血の理由は、歯と歯ぐきのあいだに「歯周ポケット」という隙間がつくられ、炎症によってできた潰瘍《かいよう》がプチっとつぶれるから出血するのです。

仮に、歯に5㎜の深さの歯周ポケットがあって出血した場合、それは米粒ぐらいの大きさの傷口といえます。

そして、その傷口は歯周ポケットのなかで歯と接しています。

歯周ポケットの内側にあって歯ブラシの毛先も届かない歯には、食べかすを栄養にしてさまざまな口腔内細菌が繁殖し付着しています。

つまり、傷口に雑巾をあてているのと変わりません。歯周病菌をはじめとする細菌がつくり出す毒素や細菌そのものまで毛細血管に入り込み、全身を回遊します。

歯1本の傷口はたとえ米粒サイズでも、28本もまとまれば大きな傷口を不衛生なまま放置しているのと同じこと。歯周病が引き金となり、全身に炎症物質がばらまかれることであらゆる病気につながっていきます。

これは机上の空論ではなく、すでに**歯周病治療はあらゆる疾患の臨床診療で「まず行うべき治療」**とされています。

例えば、心臓に人工弁を入れる手術や、手足に人工関節を入れる手術では、血管に入り込んだ口腔内細菌が人工弁や人工関節に炎症を起こして合併症につながるため、歯周病治療を行います。

口から気管にチューブを差し込む処置でも、口腔内細菌がチューブと一緒に肺に入れば肺炎になるため、歯周病治療で菌数を減らしておくのです。

また、歯周病治療をしておくと術後の回復が早くなることから、手術前の歯科受診が推奨されています。

歯周病菌の誘導する「炎症性サイトカイン」が全身を壊す

「歯肉炎」「歯周炎」という症状が起こっているとき、その炎症を引き起こしているのは**歯周病菌の生み出す毒素だけでなく、わたしたちの免疫反応**です。

風邪をひいたときに発熱するのは、免疫細胞が風邪のウイルスを倒すために炎症性サイトカイン（炎症の重要な調節因子で、細胞から分泌される低分子のたんぱく質の総称）を出し、それが全身の細胞で炎症を引き起こすから体温が上がるのです。

同じように、免疫細胞は歯周ポケットのなかで毒素を吐く歯周病菌を倒すため、炎症性サイトカインをつくり出します。

しかし、**歯周病菌はプラークというネバネバしたバリアに守られて生存し、歯ぐきの細胞だけがサイトカインによって炎症を悪化させていく**皮肉な結果を及ぼします。

つまり、歯周病菌は毒素を出すだけでなく、炎症性サイトカインを「誘導」しているのです。

その結果、歯ぐきの炎症が進んだ患部や潰瘍の出血によって、炎症性サイトカインは血管に入り込み血流に乗って全身を巡り、血管や内臓、筋肉や骨、脳や神経など、あらゆる器官と細胞の炎症を悪化させるリスクを高めるというわけです。つまり、歯周病が進行すると、出血によって歯周病菌やその他の口腔内細菌が全身にまわるほか、細胞の炎症を引き起こす炎症性サイトカインまで全身にばらまいてしまうのです。

しかも、日常的にです。このことを覚えておいてください。

すぐにわかる歯周病のアラームとは？

さて、ここまで歯周病がいかにみなさんの幸せな人生の敵なのかを説明してきました。では、その敵に打ち勝つためには、どうすればいいのでしょうか？

まずは、**「早期発見」**です。

なぜなら、「はじめに」でも述べましたが、歯周病によって失ったものはもう元には戻らないからです。

みなさんに質問させてください。

「歯を磨くと歯ブラシが真っ赤になる」

「硬いものを食べると歯ぐきから少し血が出る」

そんな人はいませんか?

もしあてはまるのなら、この本を読んでからでもいいので、早急に行きつけの歯科クリニックの予約を取ってください。

血が出る理由は、ただ歯ブラシが歯ぐきを引っかいたわけではありません。

正常な歯ぐきは、**ふつうの力で歯を磨いた程度では出血しない**のです。

もちろん、硬いものを食べたくらいでも出血はしません。


出血の原因は、歯周病の進行にあります。

歯と歯ぐきの隙間である「歯周ポケット」のなかで、歯ぐきが炎症を起こして潰瘍ができているのです。

それを歯ブラシで引っかいたり、歯に力を入れたことでつぶれたりして潰瘍から出血するということです。

歯ぐきの出血は歯周病菌からの宣戦布告

では、「歯から血が出る」状態が、どのくらい悪化した歯周病かというと、ふつうに**歯磨きをするだけでいつも出血するなら、すでに歯肉が腫れるだけの初期症状である「歯肉炎」を超え、「歯周炎」という骨に異常をきたしはじめる段階にいたっている可能性**があります。

外側からは見えませんが、歯ぐきの内側では歯肉炎が悪化し、次々と潰瘍ができています。炎症が歯ぐきのなかにある骨まで侵せば、いずれ支えを失った歯は抜け落ちてしまうでしょう。

「歯ぐきからの出血」は、骨まで侵す総攻撃をはじめる前の、歯周病菌からの「宣戦布告」といってもいいと思います。

歯周病が歯ぐきを出血させることで得るもの。それは、豊富な栄養です。

血液には歯周病菌のエサとなる鉄とたんぱく質が豊富に含まれ、歯周病菌は飛躍的に増殖します。

数が増えれば準備は万端。歯ぐきへの攻撃はいっそう激しさを増すことになります。

この状態を、「歯ぐきの出血なんて些細《ささい》なこと」と思うかどうかで、運命は決まります。

出血がわかった段階で歯科クリニックに行けば、まだ十分に間に合います。

しかし、このタイミングでの治療を逃せば、次は歯を支える骨が溶け、「なんだか歯がグラつくな」という自覚症状が出るまで放置してしまうでしょう。

なぜなら、その段階にいたってなお、**歯周病は痛みひとつない**からです。

しかし無自覚なだけで、歯ぐきはただれ、歯周ポケットには膿《うみ》がたまり、口のなかは異臭を発しているのです。

歯の不具合は「歯の痛み」で知らせてくれるとは限らない

あれこれとおどかして大袈裟《おおげさ》に思うかもしれません。

でも例えば、軽く耳かきをしただけで、耳から血が出たら、誰でも大騒ぎしますよね？

ちょっと鼻をほじったり、くしゃみをしたりするだけで毎日のように鼻血が出たら、「どこか悪いんじゃないか？」と心配になるでしょう。


わたしなら、時間ができ次第、すぐ耳鼻科に直行します。


それが歯だと、あまり深刻に考えてもらえないことが、長らく日本の高齢者の歯がボロボロになる一因だったのです。

いまだに「歯は痛くなったら歯医者に行けばいい」という認識は強く、それ以外の歯の疾患は軽視されがちです。

あなたはいくつあてはまる？
歯周病チェックリスト

虫歯は歯にキリキリとした痛みをともない、患部も黒ずんで見えるため「わかりやすい」ことが特徴ですが、**歯周病は「サイレントキラー」の名を持つほど、目立った症状を示すことなく淡々と悪化していく病気**です。

初期症状の歯肉炎、歯周ポケットが形成される軽度歯周炎、そして歯がグラつきはじめる中等度歯周炎にいたるまで、自覚症状なく進行します。

そこで、いまの自分の歯ぐきがどのような状態なのか知るために、左記のチェックリストを用意しました。

自分の普段の状態を思い出して、あてはまるものにチェックを入れてみてください。

[歯周病、あなたは大丈夫?]

次の10項目のうち、あなたは、どれがあてはまりますか?

1 歯磨きは寝る前と朝だけ。またはそれ以下

2 歯並びが悪く、食べたものが詰まりやすい

3 朝起きると、口のなかに粘り気を感じる

4 歯の表面を指でなぞると、ザラザラした感触がある

5 歯ぐきが赤く腫れている

6 歯磨きをするといつも出血する

7 硬いものを食べると歯の根元が痛い

8 歯ぐきや歯の根元がムズムズするときがある

9 歯を磨いても口臭を人に指摘されることがある

10 歯が長くなったように感じる

いかがだったでしょうか？

1〜5に1個でもあてはまる人は、すでに歯周病が進行している可能性があり、歯周病の初期症状である「歯肉炎」を発症しているかもしれません。

6〜10にチェックが入った人は、もっと注意が必要です。「歯肉炎」をとおり越し、「歯周炎」に進行している可能性があります。

歯科クリニックで早急に受診をしてください。

第2章

歯周病という病気の正体とは?

「歯がダメでも、義歯があれば大丈夫」という誤解

詳しく歯周病について説明をする前に、みなさんがよく誤解していることについてお伝えしていきます。

それは、**歯がダメになっても「入れ歯やインプラントなどの義歯をすればいいんでしょ？」という誤った認識**です。

確かに、ほとんどの場合で「義歯」のお世話になる可能性が高いといわざるを得ません。

もちろんなかには、虫歯や歯周病、歯並びや噛み合わせ、薬の副作用など、さまざまな歯の健康リスクと無縁であれば、たとえ90歳であっても自分の歯をすべて保つ人

は存在します。

しかし、そんな人は稀《まれ》です。

厚生労働省の統計データによれば、45歳〜54歳の残存歯数は平均で27本。本来持っている歯は28本なので、45歳ごろから義歯が必要になりはじめると考えられます。75歳以上（後期高齢者）では、残存歯数は平均15・7本と、本来の半分の本数になります。

その結果、75歳以上では、**なんらかの義歯（ブリッジ・部分入れ歯・総入れ歯）を使っている人の割合は84％**にもなります。

つまり、高齢期には、ほとんどの人がなんらかの義歯のお世話になるということが数字から見えてきます。

[年齢別、義歯の使用率]

45歳から義歯を必要とする人は増えはじめ、75歳以上の後期高齢者では84%の人がブリッジや部分入れ歯、総入れ歯など、なんらかの義歯を使用するようになります。

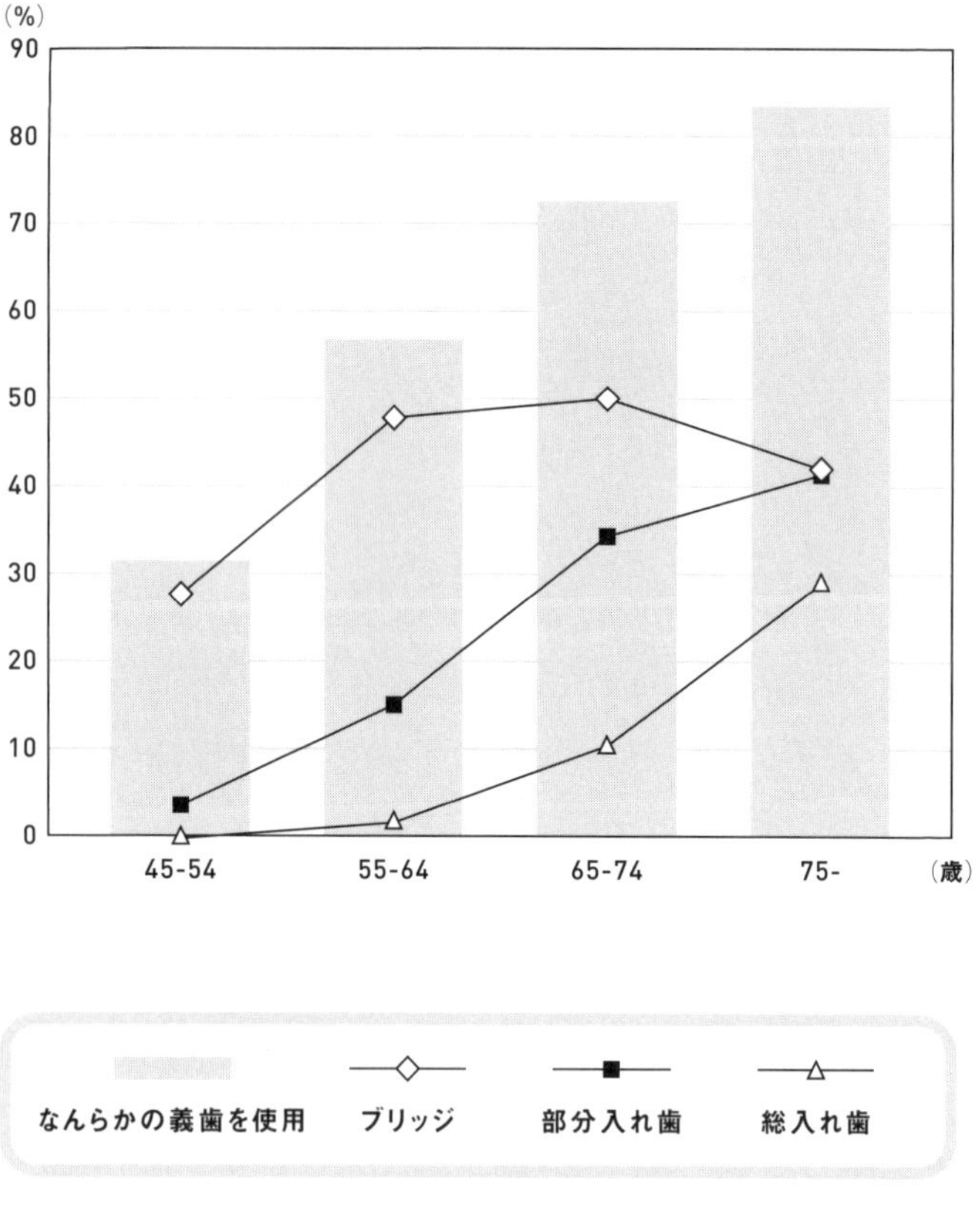

出典：厚生労働省　「2016年歯科疾患実態調査」

「歯ぐきの健康状態」が義歯の機能を高める

そもそも、歯の機能とは以下のとおりです。

歯の機能

❶食べ物を噛み切ってすりつぶす
↓食べ物を飲み込みやすく、栄養吸収しやすくする

❷姿勢や体のバランスを保つ
↓歯を噛みしめることで全身の筋肉が力を出し、姿勢の維持もできる

❸噛むことで脳に刺激を与える
↓1回噛むごとに、脳に3・5㎖の血液が送られる

❹発音・発声を助ける
↓唇や舌と一緒に発音や発声をサポートしている

❺表情をつくる

↓歯があることで顔の筋肉がバランスよく働き、表情が豊かになる

義歯をつけることで歯のかたちが整うため、❹の発音や発声、❺の豊かな表情への機能はほぼカバーできるでしょう。

特に、歯がほとんどなくなってしまった人は、歯ぐきが縮退して口がすぼまってしまう、いわゆる「老人顔」になります。

それが、義歯をつけることで口もとは豊かにふくらみ、格段に表情が若返ります。

これだけで**自信を持って人に会うことができ、生きる活力と健康を取り戻す人も多いので、義歯が与える外見への効果は重要**です。

再び、当クリニックの患者さんの例をご紹介します。

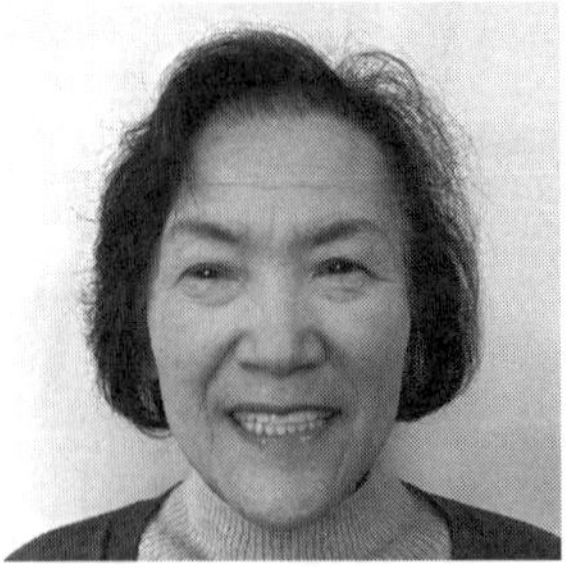

インプラント治療をした松生さん（75歳）

松生泰子《まついけやすこ》さん（75歳）は、以前治療した差し歯や部分入れ歯に不都合があり、食べづらく、しかも食事中に入れ歯が外れることもあって困っていました。

「部分入れ歯が外れたときの顔を、ほかの人に見られるのは耐えられない」、そう思い、他人と食事をとることにも不安があったといいます。

そこで、わたしのクリニックでは、部分入れ歯に替わって、インプラントやセラミックの差し歯などの治療を行いました。その結果、もう歯が外れることもなくなって、歯並びもきれいになり気持ちも若返ったと、とても喜んでいただけました。

特に高齢の方にとって、この「気持ちも若返った」ということがとても重要です。気持ちが若返ることで、外出の回数、人と会う回数が増えます。

それが「フレイル」という、年齢とともに筋力や心身の活力が低下し、介護が必要になりやすい状態（虚弱状態）を防ぐために必要だといわれています。

ですから、**歯によって見た目を保つというのは、健康面においても非常に大切なこと**なのです。

また、先の「歯の機能」のうち、❶から❸の「食べ物を砕く」「体のバランス」「脳への刺激」といった噛む力に関連する機能は、残念ながら義歯だけの力では回復にいたりません。

義歯はあくまで「歯のかたち」にすぎず、その土台となる歯ぐきが健康でなければ、噛みしめる力強さによって得られる機能を果たせないからです。

もちろん、義歯がないよりはずっとマシであることはいうまでもありません。

強い歯ぐきを残すための最大の課題は「歯周病予防」

ですから「将来的に義歯をつければいいのだから、歯が削れようが痛もうが気にしなくていい」と考えるのは、大きな間違いです。

マウスケアを怠り、奔放な食生活を送り、歯科クリニックへの受診を忌避《きひ》したあげくに待っているのは、歯の損壊だけではありません。

その**土台となる歯ぐきまで失ってしまい、頼りない義歯を持て余す**ことになります。

歯はおろか、歯ぐきまで失う要因はさまざまですが、その多くは歯の損傷や喪失からはじまって、やがて歯ぐきの損傷にいたります。

例えば、虫歯が徹底的に進行して歯冠（歯の上部）が失われると、歯根のなかの歯髄《しずい》（歯の神経）が露出します。

そこから細菌が繁殖することで、歯ぐきや顎の骨の炎症にいたるというわけです。

あるいは、抜歯などで歯根ごと歯の全体を失うと、その部分の歯ぐきは役目を終えたように退縮し、下顎に吸収されていきます。

歯を折っても、酸によって歯が溶けても、「歯→歯ぐき」の順番に失われることは変わりません。

ただし、最初から直接的に歯ぐきをねらって損傷させる病気があります。

それが、日本人が歯を失う原因の4割を占める歯周病なのです。

歯ぐきを弱らせる最大の原因は「歯周病」

みなさんは、「歯ぐき」のなかがどうなっているか考えたことがありますか？　自分の歯ぐきを実際に触ってみてください。「意外と硬いな」。そう思われたのではありませんか？

わたしたちの目には、歯ぐきの表面の「歯肉」が歯を支えているように見えますが、実際には次の図のように、歯ぐきのなかにある「歯槽骨《しそうこつ》」が歯根をがっちりつかんで支えています。

歯槽骨と歯根の内側には、歯根膜というクッションがあり、歯根を覆うセメント質と結合しています。

これら全体を本来は「歯周組織」といいますが、わかりやすさを重視してここでは「歯ぐき」と呼びます。この**歯ぐきが、歯全体のおよそ3分の2にあたる歯根を覆うようにして歯を支えています。**

[あなたの歯の構造は?]

歯は、歯ぐきによって、支えられています。だからこそ、歯ぐきの健康、歯周病から身を守ることがとても大切なのです。

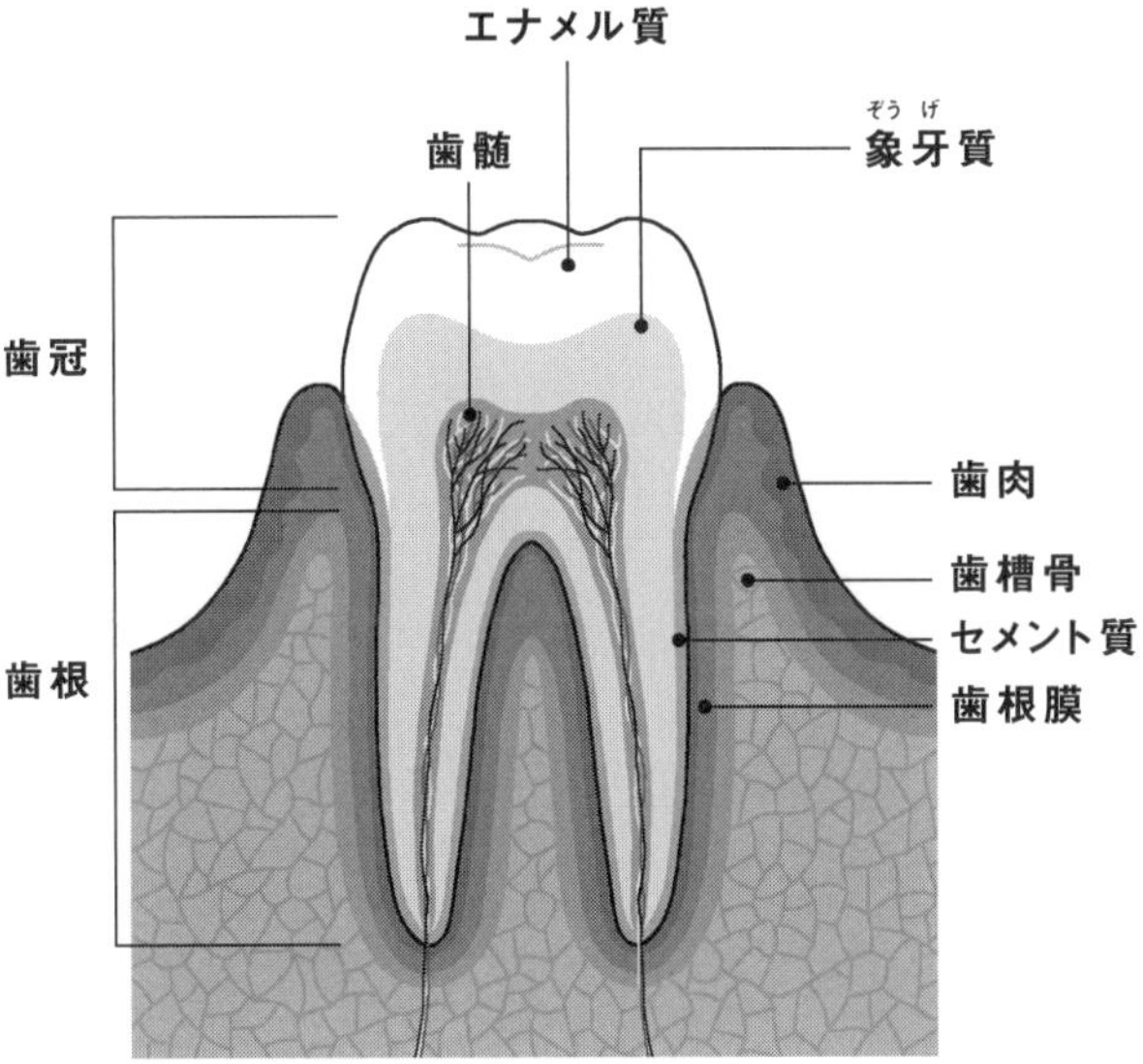

「歯周病」の進行によって、義歯の使えない歯ぐきになる

歯周病とは、歯と歯ぐきのあいだで歯周病菌が増殖する病気です。炎症と毒素で歯肉を炎症させて歯と歯ぐきの隙間を広げ、「歯周ポケット」をつくります。

さらにその炎症に勢いが出て、歯ぐきの内側の歯肉を炎症させ、歯を支える歯槽骨も溶かして歯周ポケットを歯根の根元まで広げ、歯が根本から抜け落ちるほど歯ぐきを弱体化させるという仕組みです。

歯周ポケットが重度に広がり、歯槽骨が溶けて小さくなれば、歯ぐきは炎症で弱った歯肉だけのペラペラな状態に。こうなると、壮年期〜高齢期に必要とされる義歯の選択肢は減ります。

歯冠が欠損しても歯根が残れば「差し歯」ができますが、歯を支える力のない歯ぐきは差し歯を支える力もありません。

歯周病がさらに進行し歯が抜けてしまえば、本来は左右の歯を使って支える「ブリッジ」という義歯を使いますが、左右の歯ぐきも歯周病の影響で弱体化し、一緒に抜けてしまいかねません。

そうなった場合の選択肢は、部分入れ歯かインプラントになるでしょう。

しかし、部分入れ歯も土台が緩ければグラついて咀嚼力に欠けます。

インプラントは歯ぐきが退縮していても可能ですが、最悪の場合、歯周病が顎の骨まで浸食していれば、それさえ不可能です。

先ほど紹介した松生さんも、歯ぐきがしっかりしていたからこそ、インプラントができたのです。

将来的な「義歯」になるという可能性を考えたとき、口腔機能にとって歯周病ほどリスクの大きい病気は、ほかにないということです。

歯周病によって「義歯」すらできなくなる。それは、前述した「歯の機能」を、すべて失うということになってしまうのです。

歯周病が進行する口の特徴

歯周病の理解を深める前に、まずは口腔内細菌の世界について説明しましょう。
歯周病菌はもちろん、虫歯の原因となる虫歯菌も口腔内細菌の一種です。
口腔内細菌のバランスが崩れることで、さまざまな病気を引き起こします。

口のなかには1000億個以上の細菌がすんでいる

乳酸菌飲料の広告のおかげで、おなかの腸には「善玉菌」と「悪玉菌」、そして「日和見菌《ひよりみきん》」がいるというのは、みなさんもよく見聞きすると思います。

腸のなかには約1000種類、約100兆個の細菌が生息し、食べ物を分解してさまざまな物質をつくり出しています。その物質が、体にいいものであれば善玉菌、悪いものであれば悪玉菌に分類され、互いに腸のなかで生存競争をしているのです。

日和見菌は、ふだんはなにもしませんが、菌数が増え過ぎたり、悪玉菌が優勢になったりすると悪玉化することがあります。

その腸内細菌のバランスによって体調がよくなることもあれば、病気を発症することもあるというわけです。

そして、**胃や食道を通じて腸とつながっている口のなかにも、腸と同じように「口腔内細菌」が無数にすんでいます。**

その特徴は、次のとおりです。

口腔内細菌の数

・口腔内細菌の種類は約300種類〜700種類
・歯をよく磨く清潔な人で約1000億個〜約2000億個

・歯磨きが甘い人は約4000億個~約6000億個
・まったく歯磨きをしない人は1兆個以上に大繁殖

口腔内細菌の種類
・善玉菌……ロイテリ菌などの乳酸菌（歯周病菌など悪玉菌の増殖を抑制）
・悪玉菌……ミュータンス連鎖球菌、歯周病菌など（歯と歯ぐきを壊す）
・日和見菌…肺炎菌やブドウ球菌など（通常は無害だが、増殖すると悪玉化）

虫歯の原因菌であるミュータンス連鎖球菌や歯周病菌は、歯と歯ぐきをボロボロにして健康を害するため、悪玉菌に位置付けられます。

「プラーク」が虫歯菌や歯周病菌を増やす

歯磨き不足の口腔内環境が悪玉菌を増やしてしまう原因は、「プラーク（歯垢《しこう》）」というバイオフィルムによるものです。

自宅のキッチンの排水溝を開けると全体がヌルヌルしていると思いますが、あれこそがまさに、バイオフィルムです。排水溝の細菌が集合して増殖することでバリアを張り、より安全に細菌が増殖できる環境をつくっています。

同じ仕組みで、**口腔内細菌が歯の表面につくるヌルヌルのバイオフィルム、それがプラーク**です。

プラークは食後8時間程度でできるといわれています。歯の表面を触るとヌルヌルしていて、爪を立てれば白っぽい垢《あか》のようなものが取れますが、これは歯の表面についた「食べかす」ではなく、増殖した細菌の塊なのです。

なお、この**プラーク1mgには、約1億個の細菌がいます。**

食後の口のなかでは、わたしたちが想像している以上のスピードで、細菌が食べかすの栄養をモリモリ食べて、歯の表面で増殖しているというわけです。

この**プラークを放置しておくと、唾液による洗浄作用や免疫細胞の攻撃を受けることなく、プラークのバリアのなかで虫歯菌や歯周病菌がどんどん増殖**していきます。うがい程度ではビクともせず、しっかりと歯磨きをしないと取り除くことができません。

さらに時間が経つとプラークは硬化し、「歯石」となってバリアが強固になります。石のような質感ながら、そのなかで細菌はしっかり増殖します。

こうなると歯石は強く歯に付着し、歯磨きでは取り除くことができません。

まして、歯周病菌の温床となる歯石は歯周ポケットにつくられるので、なおさら歯ブラシでは届かず、もはやセルフケアでは歯周病菌の増殖を止められないのです。

虫歯菌や歯周病菌が増殖してしまうプロセスは理解できましたか？　毎日の歯磨きは、細菌の温床であるプラークをやわらかいうちに取り除くためです。

そして、取り除けなかったプラークは固まって歯石になるため、虫歯や歯周病が発症する前に、歯科クリニックで歯石取りなどの予防歯科診療を受ける必要があるのです。

虫歯菌と歯周病菌の違いとは？

「そもそも、虫歯と歯周病ってなにが違うの？」

そんな疑問を持つ人もいると思いますので、簡単に説明します。

虫歯菌は歯冠に巣くい、歯に穴を開ける細菌

虫歯になるのは「ミュータンス連鎖球菌」という悪玉菌が原因菌ですが、ここではわかりやすく「虫歯菌」と呼びます。

虫歯菌のエサになるのは「糖質」で、好きな環境は「酸性」です。

また、好気性（空気のあるところが好き）のため、歯冠（歯の上部）など歯ぐきより上

の空気に触れる場所のプラークに好んですみ着き、増殖するという特徴を持っています。

虫歯菌の増殖プロセス

❶虫歯菌が口腔内の糖質を取り込み、歯冠の表面にプラークをつくる
❷プラークのなかで虫歯菌が増殖。糖質から酸をつくる
❸酸によって歯の表面のミネラルが溶けはじめる
❹酸がエナメル質、続いて象牙質を溶かし、歯の穴が深くなる

虫歯菌は、よくイラストでヤリを持って描かれますが、歯を削っているわけではありません。

口のなかを自分たちにとって居心地のいい酸性の環境にするために酸をつくり、その酸が歯を溶かしているのです。

ただし、酸が歯の表面のミネラルを少し溶かした状態（脱灰《だっかい》）なら、取り返しがつ

きます。唾液には酸性に傾いた口腔内を中性に戻す働きと、歯の再石灰化を促す効果があり、溶けたミネラルを修復して歯を覆ってくれるからです。

しかし、歯磨きをしなかったり、磨き残しがあったりすると、どんどん歯は溶けてしまいます。表面のエナメル質や、その下の象牙質は一度穴が開けば再生されないため、患部を削って詰め物をする虫歯治療が必要となります。

虫歯の進行段階は、C0～C4などと表します。誰もが小学校から高校の歯科健診で聞いたことがあるでしょう。

虫歯になってしまっても、歯にダメージのないC0、せめてC1で食い止められるよう、日々のブラッシングを徹底することが肝心です。

ただし、虫歯は知覚過敏や痛みをともなって進行状況を教えてくれるため、壊滅的なC3やC4にいたる前に歯科クリニックに行く人がほとんどです。

それぞれがどういう状態か、まとめてみましたので、参考にしてください。

[虫歯はこうやって進んでいく]

歯科健診で「C1」などといっているのを、聞いたことありませんか？　おおよそこのような基準で、それぞれどの状態にあてはまるかを判断しています。

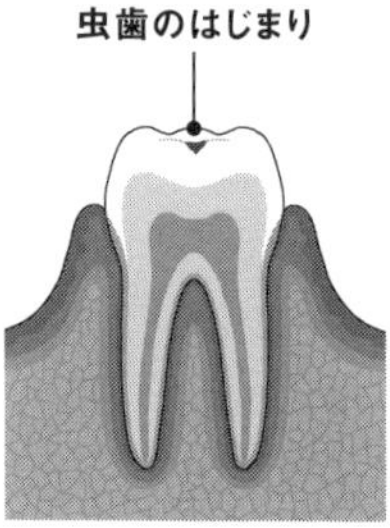

C0 初期虫歯

歯の表面のミネラルが溶けた脱灰状態です。歯にまだ穴はなく、治療の必要もありません。

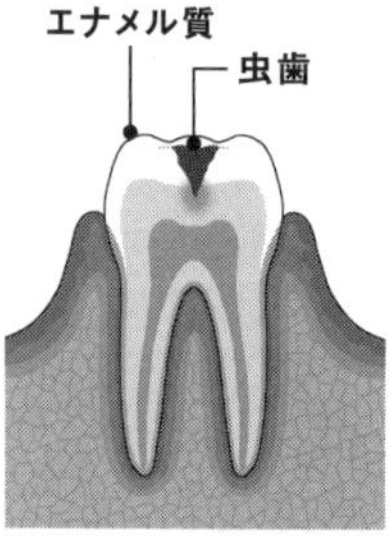

C1 エナメル質の虫歯

歯の表面のエナメル質が少し溶けている状態です。痛みの自覚症状はありませんが治療の必要はあります。

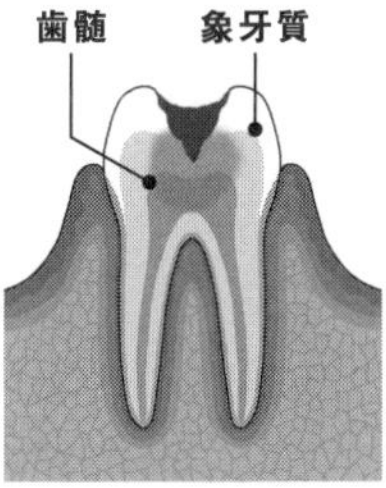

C2 象牙質の虫歯

エナメル質の下に位置する象牙質まで虫歯が進んだ状態です。冷たいもの、甘いものがしみるようになり、食べ物を噛んだときに痛みを感じることもあります。

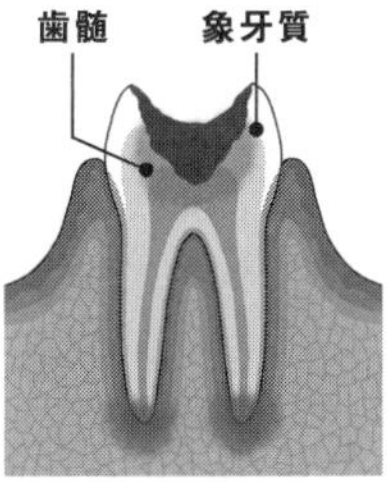

C3 虫歯が神経に達する

歯髄(歯の神経)まで虫歯が進んだ状態です。穴が深く大きくなるため、つねに痛みを感じます。神経の治療(神経を取る治療)が必要です。

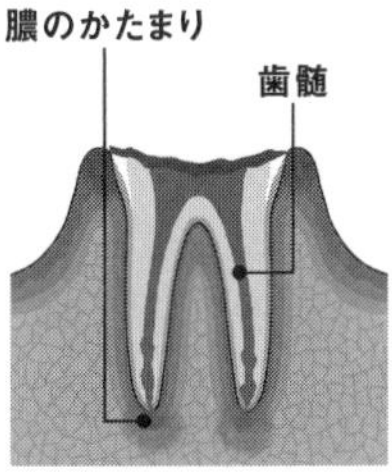

C4 歯根に虫歯が達する

歯根の部分だけが残り、歯髄が死んでしまうため痛みを感じなくなりますが、顎の骨まで到達すると痛みや腫れが生じることがあります。

歯周病菌は歯肉溝を好んで歯ぐきを侵す

歯周病菌は、ほかの細菌がつくったプラークにすみ着き、たんぱく質やアミノ酸をエサにして増殖します。

ただし、虫歯菌と違って嫌気性《けんき》（空気を嫌がる）のため、歯ぐきから露出した歯冠ではなく、「歯肉溝《しにくこう》」といわれる1㎜～2㎜の歯と歯ぐきの隙間にできたプラークに好んですみ着きます。

その進行段階は、69ページ～70ページのようにわけられます。

歯周病の進行はゆるやかで、初期段階の歯肉炎から重度歯周炎を経て、末期症状の歯の抜け落ちまでは15年～30年ほどの時間を要します。

痛みなどの差し迫った症状は一貫して出てこないものの、歯ぐきの腫れや出血、段階を増すごとに悪化する口臭、歯ぐきの落ち込みなど、さまざまなサインが出ます。

[歯周病の進行具合]

歯周病の進行具合を表すのは「P」です。数字によって、進行具合が変わります。

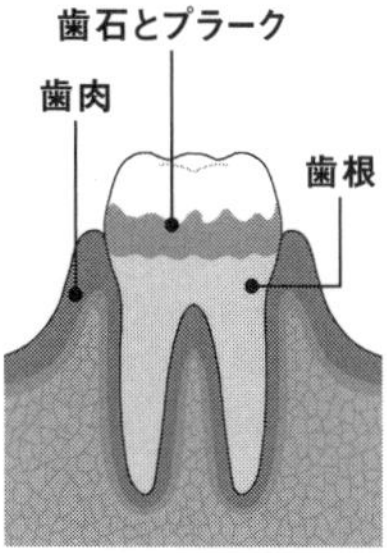

P1 歯肉炎

歯ぐきが赤く腫れますが、まだ歯周ポケットはできていません。ていねいなブラッシングやプラークコントロールを心がけることでまだ改善する可能性があります。痛みの自覚症状はありません。

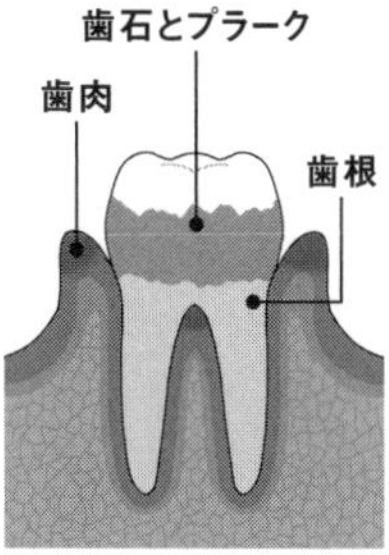

P2 軽度歯周炎

歯ぐきの腫れが強くなり、歯周ポケットが形成されます。また、少しの刺激で簡単に出血するようになります。歯が浮いている感覚や、歯ぐきがムズムズする人もいます。口臭の原因ともなり、口のなかがネバついてきます。

P3 中等度歯周炎

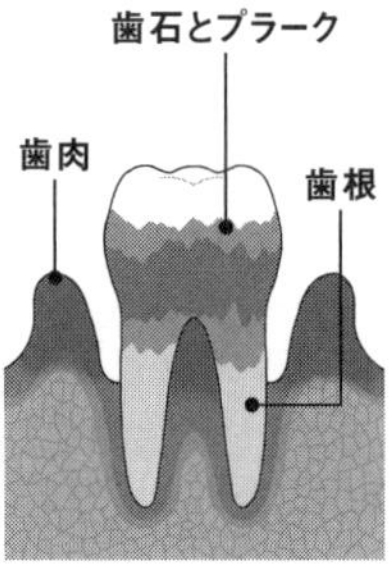

歯ぐきの腫れが広範囲に及んでいる状態です。支えが弱くなり、歯がグラグラとしはじめます。細菌を撃退するために戦った白血球の死骸が膿となり、歯ぐきにたまります。そのため、口臭も強くなります。

P4 重度歯周炎

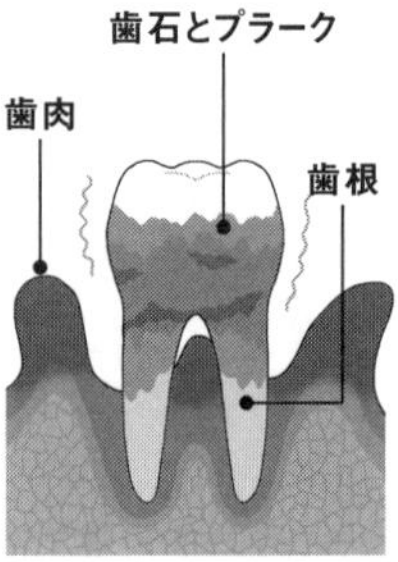

歯ぐきのなかにある歯槽骨が3分の2以上溶けてしまった状態です。歯ぐきが下がるため、歯が長く見えます。膿も大量にたまります。そのまま放置すると歯が抜け落ちたり、周囲に感染を広げたりしてしまいます。

アラフォー以降に歯周病が増加する理由

歯周病は20代以下の若年層でも発症しますが、多くの場合で30代後半から40代にかけて症状が進行します。

厚生労働省のデータによると、検査によってなんらかの歯周病に関する所見があった人（＝歯周病と疑われる人）の割合は、**次ページのように、35歳～39歳で3分の2に達し、以降も増加していきます。**

アラフォーから歯周病が増えるのは、複合的な要因によるものと考えられます。

[年齢別の歯周病の割合]

周病の初期症状は、30代以上の3人に2人がかかっています。

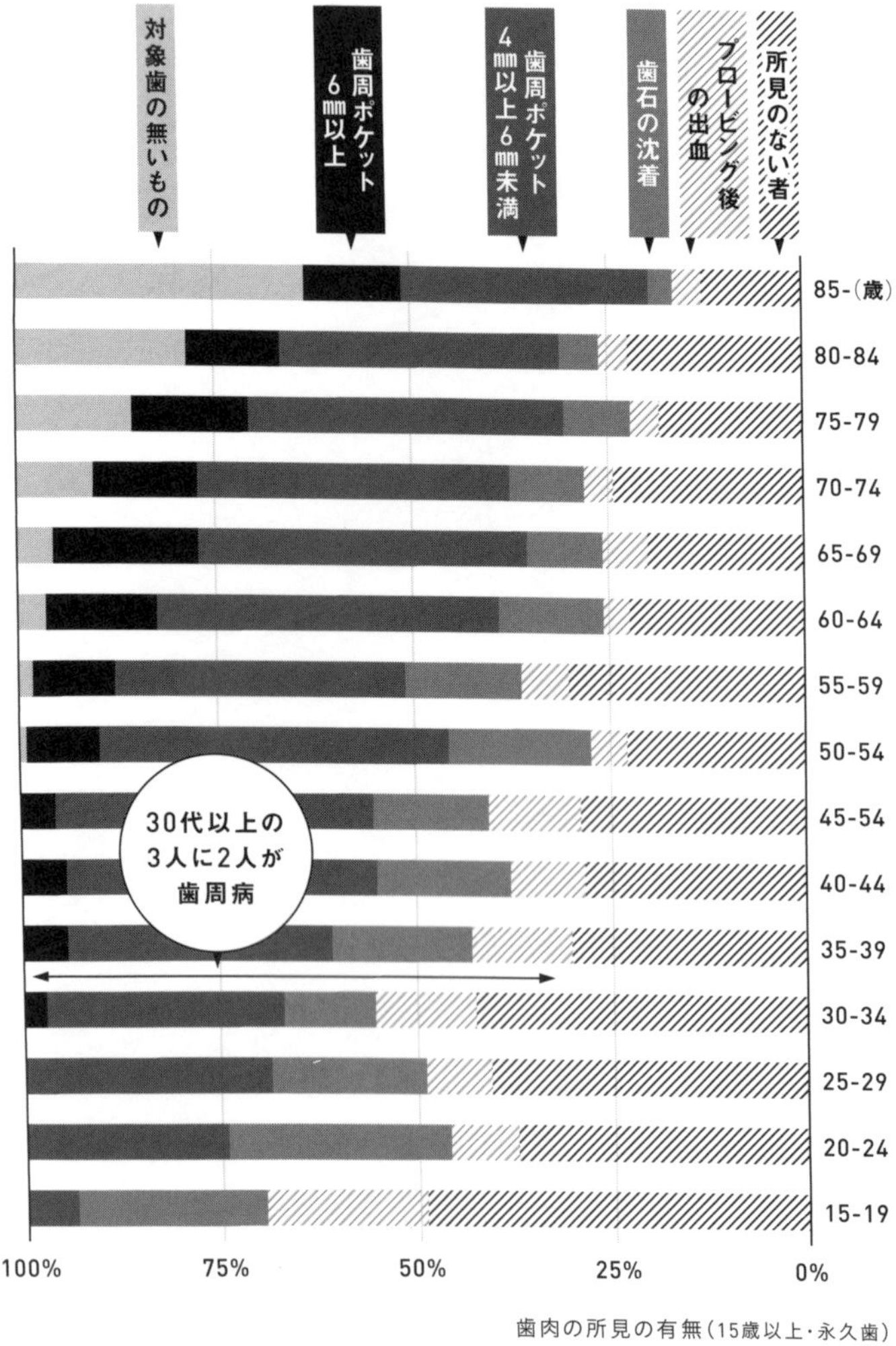

歯肉の所見の有無（15歳以上・永久歯）
出典：平成28年歯科疾患実態調査（厚生労働省）

アラフォーからの口腔フローラの完成によるリスク

アラフォー世代以降に歯周病が増加する原因のひとつは、口腔フローラの完成です。口のなかには約300種類～700種類の細菌が生息していますが、その細菌の構成が固まるのは大人になってからのこと。

子どものうちは、さまざまな細菌が縄張り争いを繰り広げながら、居場所を失って出ていったり、新たな細菌がすみ着いたりとせわしないのです。

成長にともない常在菌（つねにすみ着いている菌）のメンバーは固定化されていくのですが、特に歯周病菌群は定着が遅く、20歳～30歳ごろに細菌の構成が固まると推測されています。このときに歯周病菌が定着することで、歯周病が進行する可能性が高まります。

逆をいえば、**大人になって細菌構成が固まる時期まで歯周病菌に感染しなければ、歯周病とは無縁の人生を送ることができます。**

しかし、子ども時代に親や家族との食事のなかで歯周病菌を受け継ぐ可能性はとても高く、また、10代以降は恋人とのキスなどを通じて、ほとんどの人が歯周病菌に感染してしまいます。

つまり、10代～20代にかけて、まだ歯周病菌が定着していなかった人も、30代を迎えるころから歯周病菌が定着し、歯周病リスクが高まるということです。

ストレスによる歯周病のリスク

10代～20代のころも勉強や新社会人生活、人間関係や恋の悩みなどストレスはありますが、30代以降は仕事の責任も重くなるだけでなく、家族や子育てにまつわるストレスにも悩まされます。

ストレスと歯周病は無縁ではありません。過剰なストレスは自律神経を乱し、睡眠をはじめとする生活リズムを壊すことで体の免疫力を低下させます。

免疫は体に有害な細菌とも戦っているため、免疫力が低下すれば口腔フローラは乱れ、歯周病菌の活動が活発化してしまいます。それまで歯周病菌をある程度抑えてくれた乳酸菌などの善玉菌も減少し、歯周病の発症リスクが高まるのです。

口呼吸による歯周病のリスク

ストレスを抱えている状態では、自律神経の乱れから呼吸が浅くなります。

人間は本来、雑菌やウイルスなどをカットするフィルター機能（鼻毛や鼻粘膜）のついた鼻呼吸が自然なのですが、浅い鼻呼吸では脳に十分な酸素を送ることができず、多くの酸素を取り込める口呼吸に変わってしまいます。

口呼吸が常態化してしまうと、口のなかが乾燥した「ドライマウス」という状態になり、歯周病菌を内包したプラークが硬化して効率的に歯に沈着します。歯石化も促進され、歯周病の温床ができやすくなってしまうので注意が必要です。

食生活の乱れによるリスク

30代以降、忙しさやストレスの影響として食生活が乱れる人は多くなります。

加齢による基礎代謝量（自然と消費するエネルギー量）の低下も手伝って、アラフォー以降は肥満も増加します。

それにともない、血圧、血糖値、コレステロールなどの数値も悪化します。**高血糖の状態は免疫力が低下し、歯周病菌を活気づけます。**

まして、糖尿病の疑いがあるほど血糖値の数値が悪い人は要注意です。

前述したように、糖尿病と歯周病には相関関係があり、糖尿病は歯周病を進行させ、歯周病は糖尿病を進行させることがわかっています。常態的に高血糖の人は、歯科クリニックで歯周病のチェックを欠かさずにしてほしいと思います。

また、**糖質過多な食事が増えると、口腔内細菌にエサを与え、プラークができやすい環境ができることで歯周病菌にとっても増殖のチャンス**を与えます。

そのほか、咀嚼回数が少ない人や間食が多い人は、唾液による自浄作用が働くチャンスが少なくなります。その結果、細菌の繁殖を許してプラークの形成が増え、歯周病のリスクも高まります。

第3章

歯周病が、さまざまな病気を引き起こす

歯周病を重症化させる歯周病菌の王者とは

歯周病の進行段階を68ページで紹介しましたが、覚えていますか？

「歯肉炎」からはじまり、なにも対処をしなければ「軽度歯周炎」「中等度歯周炎」「重度歯周炎」へと15年以上の時間をかけて悪化していきます。


しかし、〝恵まれた人〟は時間が経過しても、軽度歯周炎、あるいは中等度歯周炎で進行はストップする可能性があります。

その理由は、口腔内細菌の構成です。

歯周病は10種類以上の歯周病菌の組み合わせによって引き起こされる病気です。

その歯周病菌たちには病原性の高低があり、病原性の高い歯周病菌が定着していなければ、行き着く症状も軽度、または中等度ですみます。

しかし、病原性の高い歯周病菌が定着している場合は、重度歯周炎まで行き着いてしまい、歯が抜け落ちます。

さらに、**歯と歯ぐきだけの問題ではなく、命にかかわる全身疾患にまで大きく影響するリスクを負う**ことになります。

この、重度歯周炎を引き起こす高病原性の細菌の存在から、歯周病が引き金となる全身疾患について、ここでは説明していきます。

歯周病菌の王者「ジンジバリス菌」

歯科クリニックでは、歯周病に関する細菌を大きくわけて6つのタイプに分類し、さらに、危険度別にわけた「歯周病ピラミッド」という考え方があります。

歯周病菌は、悪性度の高い「レッドコンプレックス」といわれているグループをピラミッドの頂点とした階級わけがされています。

具体的には、「レッドコンプレックス」よりも危険度の低い低病原性の歯周病菌といわれる「オレンジコンプレックス」のグループ、そしてさらにその下の「ブルーコンプレックス」をはじめ「パープル」「グリーン」「イエロー」に分類される歯周病関連菌といわれる細菌のグループがあります。

これらは決して無視していいというわけではありませんが、やはり注意しなくてはならないのが、「レッドコンプレックス」に属する歯周病菌です。

そのレッドコンプレックスに属しているのが、トレポネーマ・デンティコラ菌、タンネレラ・フォーサイシア菌、ポルフィロモナス・ジンジバリス菌（以降、ジンジバリス菌）という病原性が高いトップ3の歯周病菌です。

端的にいえば、この3種の細菌がいる場合、歯周病の重症化リスクは格段に高まります。

なかでも、**もっとも悪性度の高い「歯周病菌の王者」ともいえるジンジバリス菌の有無に、わたしたち歯科医は注意を払っています。**

歯周病菌は基本的に、たんぱく質などの栄養から毒素を産生し、歯ぐきを痛めつけます。

ジンジバリス菌をはじめとするレッドコンプレックスは、まず単純に毒性が強く、歯ぐきに強い炎症を起こします。

さらに、善玉菌・悪玉菌・日和見菌のうち、「特になにもしない」はずの日和見菌を味方につけ悪玉化させることで、「数の力」によっても歯周病の炎症をさらに重症化させてしまうのです。

強くてカリスマ性がある、まさに王者の貫禄を備えた細菌なのです。

歯ぐきの出血によって、歯周病菌が動き出す

歯科クリニックでは、歯周病の有無や、歯周病の進行段階を調べる際にプロービング検査というものを行います。

目盛りのついた細い鉤《かぎ》爪状の金属を歯と歯ぐきのあいだに差し込み、次のような基準で歯肉溝（または歯周ポケット）の深さを測ります。

歯周ポケットの深さと歯周病の進行度

・1㎜～2㎜……正常値
・3㎜～4㎜……軽度歯周病（歯肉炎の発症）
・4㎜～7㎜……中等度歯周病（歯周炎の発症）

・8㎜以上……重度歯周病

このプロービングの際に、ポケットの大きさと併せて、わたしたちは必ずチェックしていることがあります。それは、「歯ぐきの出血の有無」です。

健康な歯ぐきなら、プロービング検査で針金を差し込んでも出血はしません。しかし、**歯周病菌の毒素によって歯ぐきの内側が炎症（歯肉炎）を起こし、歯ぐきの内側に潰瘍ができていれば、プロービングの際に潰瘍がつぶれて出血する**のです。

この出血が、歯周病が発症しているサインであると同時に、今後のさらなる歯周病の進行を告げるサインでもあるのです。

なぜなら、前述したように**血液のなかには歯周病菌の大好物である「たんぱく質」と「鉄分」が豊富に含まれている**からです。それまで空気が苦手だから歯周ポケットという閉鎖空間に閉じこもっていた歯周病菌にとって、すみ家に一気に栄養があふれてくるのですから、大繁殖のチャンスというわけです。

出血によって凶悪な歯周病菌が元気に！

高病原性の歯周病菌であるレッドコンプレックスは、口腔内に定着していたとしても菌数は少なく、健康的な口のなかではなにもしません。まだまだ未解明の点もありますが、レッドコンプレックスが動き出すには、いくつかの条件があるのです。

歯周病が一定段階に進行し、豊かなプラークが形成されていること。歯周ポケットが深く、空気のないアルカリ性の環境が整っていること。

また、疲労やストレスによる免疫力の低下や、喫煙習慣、遺伝的要因なども条件になり得ます。

つまり、歯周病菌にとって極めて有利な環境が整っているときに、歯ぐきからの出血で豊富な栄養素が送られてくると、ジンジバリス菌をはじめとするレッドコンプレックスは増殖をはじめ、歯ぐきに強烈な炎症を引き起こす攻撃を開始するのです。

プロービングで出血するということは、日々の歯磨き、あるいは食事の際にも出血するでしょう。

そのたびに、静かにレッドコンプレックスは菌数を飛躍的に増やし、歯周病のステップを中等度や重度へと向かわせているのです。

レッドコンプレックスは日和見菌を巻き込んで炎症を激化させる

レッドコンプレックスは、日和見菌を悪玉化させて歯ぐきを「数の力」で効果的に痛めつけます。そのメカニズムについて説明しましょう。

口のなかの細菌は、正常であれば善玉菌・悪玉菌・日和見菌が2：1：7の割合でバランスを保って暮らしています。

しかし、そのバランスが崩れて悪玉菌が優勢になったとき、大多数を占める日和見菌が悪玉菌をサポートし、一気に病原性が高まります。この現象を専門的には、「マイクロバイアルシフト」といいます。

そのマイクロバイアルシフトを引き起こす力がレッドコンプレックスは強く、なかでもジンジバリス菌の統率力は絶大です。

ところで、意思を持たない日和見菌が、なぜ「悪玉菌に味方する」のか不思議に思う人もいるでしょう。そのメカニズムは、細菌同士の栄養共生という現象です。

レッドコンプレックスの菌数が増えることで、無数の日和見菌とのあいだで、互いの排泄物が互いの求める栄養素に合致するという、まさに栄養共生という状態が起こります。これにより、病原性の強い歯周病菌がより活発になり、マイクロバイアルシフトが成立してしまうのです。

つまり、**歯ぐきから出血するたびにジンジバリス菌たちは増殖し、一定数に増えることでマイクロバイアルシフトが引き起こされ、強毒性と数の力で歯ぐきの炎症がどんどん加速していく**のです。

歯周病は骨粗鬆症や早産、関節リウマチにも影響する

歯周病と全身疾患の関係性は、まだまだ研究途上のため、わかっていないことも多々あります。そのうえで関連性が指摘されている疾病について、いくつか紹介します。

歯周病と早産との関係性

出産経験のある女性は、「妊娠前に歯の治療を受けたほうがいい」というアドバイスを受けたことがあるかもしれません。

これは、**妊娠すると女性ホルモンが増えることで、一部の歯周病菌が増殖しやすくなり、妊娠性歯肉炎を発症しやすくなる**からです。

しかしそれとは別に、重度に歯周病が進行していると、早産によって子どもが低体重児になる可能性があります。

アメリカでの研究データによれば、**歯周病に罹患している場合、低体重児および早産のリスクが7倍にも高まる**といわれています。タバコやアルコール、高齢出産よりもハイリスクというのは、驚きのデータではないでしょうか。

その原因は、諸説あり定かではありません。歯周病菌が血管を通じて子宮に達して子宮内で炎症を起こす、あるいは、歯ぐきで産生された炎症性物質が子宮の収縮を促すなど、さまざまな可能性が指摘されています。

また、実際に切迫早産の妊婦の子宮から、ジンジバリス菌など悪性の高い歯周病菌が検出された事例が世界各国から報告されています。

ぜひとも妊活のスタートの際には、まず歯科クリニックで受診し、赤ちゃんの健全な成長の可能性を高めてあげてください。

歯周病は関節リウマチの発症にも関係する

関節リウマチは、免疫細胞が自分の体を攻撃することで手や足の関節に炎症を起こす自己免疫疾患です。

30代〜50代をピークに女性に発症例が多く、関節の変形や機能障害を引き起こし、強い痛みをともなうことで知られています。

その原因は長らく不明でしたが、2003年に日本の理化学研究所のグループが、アミノ酸の一種であるアルギニンをシトルリンという別の物質に変える酵素が存在し、そのシトルリンに免疫細胞が反応していることをつきとめました。

さらに、2015年には京都大学の共同研究グループが、**歯周病菌のジンジバリス菌がシトルリン化を起こす酵素を産生している**ことを報告しています。

関節リウマチもまだまだ未解明の疾病であり研究が進められています。

京都大学では、京大病院リウマチセンターで関節痛を訴える初診の患者72名に対し、2年間にわたる追跡調査を実施しています。

その結果、「**歯周病に罹患している関節痛患者は、そうでない関節痛患者に比べ、関節リウマチと診断され治療が開始されるリスクが2・7倍高い**」ことを示しています。

つまり、関節痛の患者のなかでも、歯周病を持っている患者は関節リウマチによる関節痛だった人がより多かったということです。

ただし、この調査では患者にジンジバリス菌の保菌が確認されなかったことから、そのほかの歯周病菌、あるいは歯周病自体が関節リウマチとかかわっている可能性も踏まえて研究が進められているそうです。

歯周病は骨粗鬆症にも加担する

歯周病は、歯周病菌が生み出す毒素と、それらが誘発する炎症性サイトカインによって歯ぐきが溶けていく病気です。

歯肉はおろか、そのなかの**歯槽骨までも炎症によって溶かし、最後には顎の骨まで蝕んでしまいます。**

その炎症性サイトカインが、血流によって全身に回ることで、骨の炎症にも加担し、骨粗鬆《そしょう》症の一因にもなるのです。

骨粗鬆症は、50歳以降の女性に多く発症する病気です。

女性ホルモンは骨の新陳代謝に際して骨からカルシウムが溶け出すのを抑制する働きがあります。

その女性ホルモンの分泌量が閉経後は減少するため、骨密度の減少が起こります。

ただし男性でも、60歳～70歳ごろには骨密度の減少は着実に進んでいきます。

運動不足で骨に負荷をかけることが減れば、ますます骨は弱まっていきます。

また、糖尿病をはじめとする生活習慣病も骨粗鬆症を進める原因となります。

高齢者にとって、健康寿命を大きく縮めるリスクは大腿骨《だいたいこつ》の骨折です。

高齢になるとつまずきやすくなり、転倒して大腿骨を折ることで、多くの場合そのまま寝たきりになり、あとは衰弱していく一方です。

そうならないために、いまから予防歯科医療を定期的に受ける習慣をつくり、骨密度の減少に少しでも歯止めをかけていきましょう。

歯周病菌が認知症にも関与している可能性

日本における認知症有病率は、65歳以上で約６００万人と推計され、90歳以上ではふたりにひとりが認知症であるとされています。

その**認知症のなかでも約7割を占めるアルツハイマー型認知症において、歯周病菌が関与している可能性**が取り沙汰され、大きな注目を集めています。

ご存じかと思いますが、認知症とはただの「もの忘れ」とは違います。

認知症の症状

・覚えていたことを忘れる。新しいことも記憶できなくなる記憶障害
・いまの時間や場所など、自分の状況がわからなくなる見当識障害

・運転のミスなどが多くなる理解力や判断力の低下
・家事や仕事ができなくなり、食べこぼしや失禁なども増える実行機能の障害

このような中核症状に加え、不安や無関心、イライラ、幻視や被害妄想などの行動・心理症状が表れます。

その原因が、脳神経の変性による脳の萎縮であるものをアルツハイマー型認知症といい、認知症のなかでもっとも多いケースです。なお、次点は脳梗塞などの後遺症として起こる血管性認知症です。

認知症の発症に歯周病がかかわる研究論文の発表

2019年にアメリカのルイビル大学の研究チームが『サイエンス・アドバンシーズ』というジャーナルに「ジンジバリス菌がアルツハイマー病患者の脳内で確認された」という研究論文を発表しました。

この研究では、**ジンジバリス菌と、その菌が産生する「ジンジパイン」というたんぱく質分解酵素が脳内に侵入し、脳の神経細胞を変化させるデータが公表**されたのです。

マウスによる実験でも、ジンジバリス菌を口内からマウスに感染させたところ、マウスの脳内からジンジバリス菌が確認され、脳内の「アミロイドβ」の増加が確認されたそうです。アミロイドβは、脳内に蓄積されることでアルツハイマー型認知症の原因になるとされる物質です。

逆に、ジンジパインを阻害することで、アミロイドβの産生を妨げられるデータも示されたことから、**ジンジバリス菌が大量に増殖する歯周病の予防が、認知症予防においても効果を発揮する**ことが裏付けられています。

とはいえ、この問題もまだまだ研究途上であり、認知症と歯周病の因果関係を結びつけるには証拠不十分とされています。今後の研究の進展が待たれます。

新型コロナウイルスの重症化につながる⁉

さらに、歯周病が新型コロナウイルスの感染と重症化にも関与している可能性も指摘されています。みなさんは新型コロナウイルス感染症が猛威をふるった最初の年である、2020年を覚えていますか？

感染者数に比して重症化に陥る比率が高く、またワクチンの完成も不透明。社会全体に不安感が立ち込めるなか、メディアでは世界中の研究者によって少しずつ解明されていくウイルスのメカニズムが伝えられていきました。

そのニュースのなかで、「サイトカインストーム」という言葉を聞いた人も多いでしょう。

新型コロナウイルス感染症が重症化にいたるメカニズムは、ウイルスが免疫細胞を暴走させ、炎症性サイトカインが体内で嵐のように吹き荒れるサイトカインストームによるものとされています。

「サイトカインストーム」の発生条件は基礎疾患の有無

前述したように、炎症性サイトカインは、免疫細胞がウイルスを排除するために出す物質ですが、体内の細胞の炎症も引き起こしてしまうものです。**暴走した免疫細胞が出す過剰な量の炎症性サイトカインが、致命的な肺炎を引き起こし、多くの人々の命を奪ったのがサイトカインストーム**です。

また、炎症性サイトカインが血管や血液に障害を与え、血栓ができることで心筋梗塞や脳梗塞、肺をはじめとする多臓器不全を引き起こしたのです。

新型コロナウイルスに感染しても軽症ですむ人、中等症にいたる人、そしてサイトカインストームを発症して重症化する人。その違いを生む要因のひとつは、「基礎疾患の有無」でした。

基礎疾患とは、肥満や糖尿病、動脈硬化、心臓をはじめとする内臓疾患、あるいはがんなど多岐にわたります。こうした基礎疾患は、体内で炎症を起こしている状態です。また、肥満も全身の肥満細胞の炎症という点で、基礎疾患と同じです。

炎症はそれ自体も炎症性サイトカインを生み出すため、サイトカインストームを引き起こしやすいことが重症化リスクとされたのです。

その当時に流行したデルタ株に比べ、2022年に流行したオミクロン株は比較的、重症化にいたる割合は低下していますが、現在も肥満や基礎疾患が重症化リスクとされている点は同じです。

歯周病が進行し、まして最悪のジンジバリス菌が増殖する重度の歯周病であれば、炎症性サイトカインや歯周病菌による毒素がいつも血流に乗って全身に炎症を誘発している状態です。

それは**新型コロナウイルス感染症の重症化を後押ししている**ことにほかならないと考えられるのです。

歯周病によって新型コロナで死亡する確率が8・81倍に高まる

なお、アメリカの権威あるジャーナル『ジャーナル・オブ・クリニカル・ペリオドントロジー』に掲載された論文を、大阪大学の天野敦雄先生が著書『長生きしたい人は歯周病を治しなさい』（文藝春秋刊）においてまとめたデータによれば、歯周病による新型コロナウイルス感染症の重症化リスクは以下のとおりです。

歯周病と重症化の割合

・歯周病がある人258人のうち、重症化したのは33人（12・8％）
・歯周病がない人310人のうち、重症化したのは7人（2・3％）

歯周病と新型コロナウイルス感染後のリスク

・死亡する可能性　8・81倍
・人工呼吸器を使用する可能性　4・57倍
・集中治療室に入院する可能性　3・54倍
・合併症発症の可能性　3・67倍

歯周病と新型コロナウイルス感染症の重症化の関係性もまた未解明の部分が多く、今後の研究成果を待つ必要があります。しかし、データはあきらかに相関性があることを示しています。

2023年のいま、コロナ禍はもう収束するのか、まだ数年にわたって続くのかは、一介の歯科医にはわかり得ません。

しかし、今後の感染拡大があるとしても、**歯科クリニックへの受診は「コロナ対策」の一環**であることを踏まえ、徹底してほしいと思っています。

歯周病菌はウイルスの感染も手助けする

新型コロナウイルス感染後の重症化だけでなく、悪いことに歯周病菌は、その前のウイルスが感染する段階でも暗躍するといわれています。

認知症について説明した95ページで、ジンジバリス菌の産生する**たんぱく質分解酵素「ジンジパイン」**に触れました。

ジンジバリス菌が増殖するような**重度・中等度に進行した歯周病であれば、この酵素は血中に入り込む以前に口のなかにあふれかえっています。**

これが、感染段階でも悪さをしてしまいます。

一般にウイルスは、ただ気管に入り込むだけでは、いずれ胃まで落ちて消化されてしまいます。気管の粘膜を通過し、細胞のレセプターという受容器官に取り込まれることではじめて「感染」となり、ウイルスを増殖させていくのです。

それを防ぐため、気管の粘膜には強力な免疫組織があり、侵入しようとするウイルスを食い止めてくれています。

しかし、ジンジバリス菌をはじめ歯周病菌が産生するたんぱく質分解酵素が口腔内にあふれていると大変です。酵素が粘膜を溶かし、細胞のレセプターにウイルスがたどり着きやすくしてしまうのです。


この働きが、新型コロナウイルスにおいても発揮されることがわかっています。さらに、インフルエンザウイルスにおいても同様です。

感染予防のためには、「帰ってきたらうがいをする」のが一般的な教えですが、歯周病菌の感染サポートを踏まえれば、「**出かける前にも、うがいをする**」のがいいでしょう。マウスウォッシュを使い、歯だけでなく口のなか全体を意識してたんぱく質分解酵素を洗い流してください。

歯周病菌が、誤嚥性肺炎の原因になる

みなさんは、日本人の死因に「順位」があることを知っていますか？

厚生労働省の「人口動態調査」という統計調査によって、この順位は毎年更新されています。現時点で最新の２０２１年度版によれば、日本人の死亡原因は、1位「がん」、2位「心疾患」、3位「老衰」、4位「脳血管疾患」、5位「肺炎」、さらに6位は「誤《ご》嚥《えん》性肺炎」です。

口腔内細菌が肺炎の原因菌になる

肺炎は、インフルエンザや新型コロナウイルスなどのウイルス性肺炎のほか、肺炎球菌などによる細菌性肺炎もあり、この**細菌性肺炎の原因菌は、口のなかにいる細菌が原因**となるケースもあります。

特に、唾液や食べ物を飲み込むときに誤って気管に入ってしまい、一緒に口腔内細菌を肺に入れたことで引き起こす肺炎を「誤嚥性肺炎」といいますが、この誤嚥性肺炎を引き起こす原因菌のひとつが歯周病菌なのです。

「たかが食べ物が気管に入っただけ」

それだけで、死因になるのです。

若く健康であれば抵抗力がありますから、誤嚥が起こってもむせて苦しいだけですむでしょう。

しかし、高齢であれば抵抗力も弱りますし、若くても不健康な状態であれば肺炎にいたる可能性はあります。

特に高齢者の場合、嚥下《えんげ》機能の低下により誤嚥は起こりやすくなります。むせることもなく、知らず知らずのうちに食べ物や唾液などと一緒に細菌が気管に入り込み、肺で増殖して肺炎を引き起こしてしまうこともあります。

歯がボロボロで咀嚼力も弱っていれば、食べ物をうまく噛み砕けずに誤嚥の可能性は高まりますし、まして認知症を患っていれば、より誤嚥は起こりやすくなってしまうのです。

誤嚥を防ぐこと自体は難しく、咀嚼力を高めたり、嚥下機能をサポートしたりするしかありません。**7章では、誤嚥予防にもつながるストレッチなどを紹介**します。

ただし、誤嚥性肺炎のリスク自体は、歯周病菌をはじめとする口腔内細菌の量を減らすことで下げることができます。誤嚥性肺炎防止の観点でも、マウスケアの徹底と歯科クリニックへの通院を習慣化してほしいと思います。

要介護者には訪問歯科診療を利用する

介護が必要な寝たきりの家族がいる人は、特に誤嚥性肺炎には気をつける必要があります。

わたしは、現在のクリニックを開業する以前、地域の訪問歯科診療も行い、寝たきりの高齢者や介護施設での診療をしていましたが、歯の状態が非常に悪い人が多く、口腔内細菌にあふれていることは細菌検査をするまでもないものでした。

ただそれは、決して介護者が悪いわけではありません。

単純に、他人のマウスケアは難しいのです。

ぜひ、**要介護者が身近にいる人は、地域の訪問歯科診療を探し、定期的に診てもらうことをおすすめ**します。

歯周病からあなたを守る4つのケア

ここまで、歯周病の歯ぐきへの影響、さらに全身疾患への影響をお伝えしてきました。いかに歯周病の治療と予防がわたしたちの健康寿命の延伸に寄与するかを、嫌というほど理解いただけたのではないでしょうか。

そこで、次章以降は、その歯周病を治療するため、回避するための4つのケアについて、紹介します。

本書で紹介する4つのケア

❶歯科クリニックに通う習慣づくり　↓第4章

❷正しい歯磨きの方法　↓第5章

❸食事と栄養管理　↓第6章
❹生活習慣の改善　↓第7章

歯周病やそのほかの歯や歯ぐきにまつわる症状を改善するには、日々のケア以上に「歯科クリニックで定期的に予防歯科診療を受けていただき、早期に発見、治療すること」が欠かせません。

そのため第4章は、歯科クリニックはどんなメリットのある場所で、どのような予防診療を行うのかを説明します。

また、第5章以降では、当クリニックが患者さんに向けて提供している情報やサービスを集約し、歯周病予防に役立つセルフケアや習慣づくりのコンテンツとして紹介します。**歯周病は、単に歯周病菌の活動だけで進行するわけではありません。**全身の健康状態やメンタル、生活習慣・食習慣によっても進行が促される、いわば「生活習慣病」ともいえる病気です。

ぜひ、ひとつでも多く取り入れて、歯と歯ぐきの健康寿命を延ばしてください。

第 4 章

歯科クリニックは、なにをする場所？

歯科クリニックは、いつから「嫌われる場所」になった？

わたしがこのような本まで書いてみなさんにお伝えしたいこと、お願いしたいことは、突き詰めればこのひとことに尽きます。

「歯科クリニックで定期的に予防歯科診療を受けてください」

本書では、みなさんが生涯にわたって歯や歯ぐきを守るために必要な知識をお伝えしていますが、そのうちの基本的なことについては、わたしたち歯科医がクリニックの現場で、患者のみなさんに説明していることです。

虫歯のメカニズムも、歯周病のおそろしさやリスクも、今日から行うべきマウスケアや生活習慣のアドバイスも、本書でお伝えした内容をみなさんが読んだあとで忘れてしまっても、この本をきっかけに定期的な通院さえしていただければ、みなさんにとって必要な情報は歯科医や歯科衛生士があらためて教えてくれるはずです。

また、歯の健康を維持するための取り組みは、みなさんの日ごろのセルフケアだけでは成立しません。

虫歯は目に見えない場所で進行することがありますし、**歯周病は歯科クリニックのプロフェッショナルケアなくしては完全な治療も予防もできません。**

みなさんの歯の健康を守るためには、まず「定期的な通院」が必要なのです。

「歯科クリニック＝痛い治療をするところ」ではない

しかしながら、多くの人にとって歯科クリニックはかなりの「嫌われ者」です。「できるだけ行きたくないところ」であり、子どもにいたっては、ワンワン泣いて来院を嫌がることも珍しくありません。

そうしたイメージができあがった理由は、歯科クリニックが長らく「虫歯を治すところ」と思われているからではないでしょうか？

昭和の時代は、人々の歯に対する健康意識はまだまだ低く、誰もが虫歯を抱えたまま生活しているような状態でした。

虫歯を放置し、痛みに耐えられなくなったら歯科クリニックに行き、また痛くなったら通院する。最後には歯の神経を蝕まれるので痛みは消え、やがて歯が消失すれば入れ歯などの義歯に頼る……。

その時代において、歯科クリニックは「虫歯を治すところ」という印象が根付いてしまったと推測できます。昭和から平成、令和と時代は流れましたが、そのイメージを引きずっている人は多いはずです。

その認識のままでは、「歯医者は嫌なところ」になるのは当然です。虫歯治療では、患部を削る必要がありますし、あのキュイーンと甲高い音を鳴らす器具を使い、患者さんは神経に響く痛みに耐えなければなりません。

まるで、「虫歯になったことの罰を受けに行く場所だ」と、脳裏に焼き付いてもしかたがないと思います。

歯科クリニックの役割の半分は「予防歯科診療」

でも、あの痛い虫歯治療は、歯科クリニックの機能の一部にすぎません。というより、「治療」という行為自体が、歯科の役割の半分でしかないといっていいと思います。

いま、わたしたち歯科クリニックの役割として重視されているのは、「予防歯科診療」です。**予防歯科診療とは「虫歯や歯周病などの疾患を抱えてからの治療」ではなく、「疾患を抱える前の予防」のための医療**を指します。

その予防歯科診療の中心となるのは、実は歯科医ではなく歯科衛生士です。

クリニックの規模によって、歯科衛生士の役割を歯科医が兼ねることもありますが、わたしのクリニックでは9人の歯科衛生士が在籍し、日ごろから予防歯科診療を行っています。

歯科医であるわたしは、すでになんらかの症状がある患者さんの診察と治療を行いますが、予防歯科診療においては、歯科衛生士が中心となってカウンセリングで歯の健康状態をチェックし、歯石除去などのプロフェッショナルケアを行い、歯磨き指導を行うことで患者さんの歯の健康を守っています。

この**プロフェッショナルケアを、患者さんが定期的に受けに来てくれることで、虫歯や歯周病などの疾患を未然に防ぎ、発症しても初期段階で食い止めて歯と歯ぐきのダメージを抑え込みます。**

また、以前の治療跡の不具合や、歯ならびの変化、噛み合わせの不調による将来的なリスクを確認し、大事にいたる前に予防することができます。

実際にわたしのクリニックでは、患者さんの半分以上が予防のために受診してくれています。

極端にいえば、「歯が悪くなったから歯医者に行く」のは、「髪があまりに伸び過ぎて不審者扱いされたから行く美容室」、あるいは「背骨が曲がってしまって歩けないから行く整体」のようなものではないでしょうか。そうなってからでは、すでに体だけでなく、人生そのものに大きな影響が出ていることでしょう。

そうではなく、**「おしゃれでいるための美容室」「骨格をつねに整えるための整体」のように、「歯の健康を生涯にわたって保つための歯科クリニック」としての役割**が、いま必要とされているのです。

「予防」を義務化する「国民皆歯科健診」の検討について

内科など医科のクリニックは、誰もが「おなかが痛い」「風邪っぽい」といった症状があって、治療の必要を感じて行く場所だと思います。

それなら、歯科クリニックだって「歯に異変を感じたら行く場所」でもいいのかもしれません。

しかし、内科が受け持つような体の異変は、すでに「予防」のための制度が整っています。

つまり、定期健診やメタボ健診、がん検診などのことです。

自分自身では症状を実感できないけれど、「血液検査の数値に異常があった」「レントゲンで肺に影があった」「腸カメラでポリープが発見された」。そうした検査結果を受けて内科クリニックで受診することで、本格的な症状が出る前に治療を行うことができます。


では、歯科はどうかというと、これまで高校までの学校でしか歯科健診の機会はなかったのです。大人になると、自覚症状のないうちに歯科医から指摘をされる機会がないため、予防をするには患者さんが自ら予防意識を持って来院してもらうしかありませんでした。

しかし、その状況もようやく変わるかもしれません。**２０２２年より政府は、国民への歯科健診の制度化「国民皆歯科健診」を本格検討しはじめました。**つまり、予防歯科医療をすべての人に提供するための枠組みができようとしているのです。

これまでも伝えたように、歯や歯ぐきなどの口腔内環境は、全身疾患とも関係し、健康寿命に大きな影響を与えます。すべての歯科医の長年にわたる警鐘が、ようやくひとつの実を結ぼうとしています。

とはいえ、まだまだ検討段階にあり、実施にいたるのは5年以上先になるかもしれません。**5年あれば、虫歯はみなさんの歯に大穴を開け、歯周病がみなさんの歯ぐきをグラつかせるぐらいのことはできてしまいます。**

この章で歯科クリニックの予防歯科診療を受けるメリットを知って、ぜひ予防に取り組んでください。

予防歯科診療で行うこととは？

では、歯科クリニックで行われる予防歯科診療とは、具体的にどういうものかを紹介しましょう。

患者さんが予防歯科診療のために来院した場合、多くのクリニックで行うプロフェッショナルケアは左記のとおりです。

なお、歯周病の進行が認められた場合は、症状によって外科医療も行いますが、基本的には左記のＳＲＰを通じ、時間をかけて改善を図っていきます。

プロフェッショナルケアで主に行うこと

口腔内検査……歯や歯ぐきの状態をチェック。細菌数の計測をする場合も

SRP…………スケーリングとルートプレーニングという2種類の歯石などの除去
PMTC…………歯磨きで落とせないプラークを専用機器で除去
シーラント……プラークが残りやすい歯の溝や穴を樹脂で埋める
フッ化物塗布…高濃度のフッ化物を歯に塗布して虫歯を予防
歯磨き指導……一人ひとり異なる歯の状態に合わせたセルフケアの指導

これらのプロフェッショナルケアの詳しい説明はここでは省きますが、どれも、歯や歯ぐきを健康に保つために大切なものです。

本書は『歯周病になったらどうする？』というタイトルですが、「歯周病になってどうしよう」と悩んでいる人は、プロによる歯周病の治療と、歯周病がこれ以上進まないような日々のセルフケアが必要です。また「なったらどうしよう」と悩んでいる人も、ならないためのプロによる予防と、日々のセルフケアが大切です。

つまり、いずれの人たちにとっても、**プロフェッショナルケア＋セルフケアの両方が必要**になってくるというわけです。

国も気がつきはじめた、予防歯科診療の大切さ

「予防歯科診療っていうけど、歯が痛くないのに歯医者に行くの？　そんなのお金の無駄だし行きたくない」

そう思われた方、いませんか？

ですが、**予防歯科診療を定期的にしっかり受けていれば、治療期間や治療に伴う痛み、費用などあらゆる面において、負担が軽くてすみます。**

さらにこれまで述べてきた、歯周病によるさまざまなリスクも当然、予防歯科診療を受けていれば減らせることができるわけです。

国も、健康面での歯や歯ぐきの健康維持、虫歯や歯周病などを予防するために欠かせない予防歯科診療の大切さに、ようやく気がつきはじめました。

受診の時点で治療すべき疾病がない場合、予防歯科診療は保険の適用外でした。

でも、それでは自覚症状が出る前に、予防歯科を受診しようとする人は増えません。「８０２０運動」などを通じ、国をあげて歯の健康を守ろうとする方向性とも食い違っていました。

そのひとつの変わり目となったのが、２０１６年に新設された「かかりつけ歯科医機能強化型歯科診療所（か強診）」です。

一定の基準を満たし、**「か強診」として厚生労働省に認可を得たクリニックでは、予防歯科診療が保険適用となったのです。**

「か強診」の基準を満たすには、歯科医が2名以上、または歯科医と歯科衛生士が各1名以上いることを大前提とし、治療実績と研修の修了実績、設備、自治体連携、医科歯科連携などに関する細かな基準を満たす必要があります。

少なくとも、歯科医1名と歯科助手（医療事務と診療補助など）だけのクリニックでは基準を満たすことはできません。

歯科医が1名なら、歯科予防処置と歯科保健指導ができる歯科衛生士も在籍し、予防歯科診療の人員体制を整える必要があるのです。

わたしのクリニックである「かめい歯科クリニック」も歯科医はわたしだけですが、歯科衛生士が9名在籍し、また管理栄養士が在籍することによる栄養サポートの実績も含め、「か強診」の基準を満たしています。

いずれにしろ、先ほど述べたように、「国民皆歯科健診」も検討されはじめ、予防歯科診療への機運は高まっていくはずです。

ぜひ、「定期的に予防歯科診療を受けること」をいまからはじめてみてほしいのです。

自費診療で広がる予防歯科診療の選択肢

「か強診」に登録されているクリニックであっても、すべての予防メニューが保険適用されるわけではありません。

保険適用できるのは、治療においても予防においても、必要最低限が基本であることは同じです。

例えば、わたしのクリニックで行っている、患者さんのプラークを採取し、口腔内細菌の種類や量などを確認する「位相差顕微鏡検査」や唾液から歯や歯ぐきの健康状態に関するデータを専門の機械で調べる「唾液検査」などは、保険適用外になります。

これらは、口腔内の状態をより具体的に把握できる効果的な検査ですが、なくても最低限の予防は可能なので自費診療になってしまうのです。

逆をいうと、自費診療であれば、よりよい予防効果を発揮するメニューはたくさんあるということです。

当クリニックを例に挙げると、ＰＭＴＣ（全歯面のクリーニング）のメニューとして、より見た目を美しく仕上げられる「パールナノケア」や、マウスピースに抗菌剤と殺菌消毒薬を注入して装着し、虫歯菌や歯周病菌を薬剤で除菌する「３ＤＳ」という処置も提供できます。

こうした自費診療メニューを、クリニックは医療メーカーなどから機材や資材を購入し、施術方法の研修などを受けて導入していますから、すべてのクリニックで共通しているわけではありません。保険診療に絞ったクリニックもあるでしょう。

保険診療メニューだけを施すよりも予防に効果的なので、予防意識の高いクリニックほど独自の自費診療メニューを持っている傾向にあります。

自費診療は、そんなに特別な選択肢ではない

実は、当クリニックでは治療でも予防でも、提供する歯科医療サービスの6割は自費診療です。これは全国的なクリニックの平均よりも高い割合です。

しかし、当クリニックは、決して都心にあるような富裕層向けクリニックではありません。患者さんは、いたってふつうの地域のみなさんです。

ただ、ほかのクリニックと違う点があるとすれば、患者さんたちの歯に対する意識です。

当クリニックでは、日ごろよりしっかり時間をかけたカウンセリングを大切にして

います。9名もの歯科衛生士と専任のカウンセラーを配置して一人ひとりの患者さんとのコミュニケーションを重視することで、歯の健康意識を高く持っていただいているのです。

そのため、より高い治療効果や予防効果を発揮できる自費診療メニューへの関心も高いというわけです。

こういう説明をすると、わたしのクリニックが強要や催眠商法をしているように思われそうで怖いのですが、それはもちろん違います。

美容室にたとえてみましょう。必要最低限なら1000円カットや、3000円程度のサロンで髪は整えられます。

でも、おしゃれの意識が高い人は、カットの価格が高いスタイリストを指名し、パーマやカラーも入れて1万円、2万円以上のお金を平気でかけます。かといって、その人がお金持ちかといえばそうでもなく、**単に意識の違い**にすぎないでしょう。

その意識を生み出したのは、腕のいいスタイリストに手がけてもらったヘアスタイルへの満足感であり、提案された施術メニューへの納得感です。だから、価格が高くても、いい選択をしようと思うわけです。

医療サービスも同じことがいえますから、わたしは「どうせ保険診療メニューでないと嫌がられる」と、勝手に提案を控えることはしていません。

費用はかかっても効果があることをしっかり説明し、結果の満足感と納得感を積み上げることが大切だと思うのです。

そうすることで、患者さんに自費診療の意味と価値を理解していただいています。

みなさんも、**まずは歯科予防診療を受けることが第一ですが、次のステップとして自費診療のメニューにもぜひ関心を持ってみてください。**

ただし、歯科医や歯科衛生士がしっかりと説明を行うクリニックで、その説明に納得ができたらで構いません。

プロフェッショナルケアを通じた歯周病治療

予防歯科が目的の来院でも、当然ながら歯周病の進行が確認されれば治療を行います。そこで、歯周病治療の基本についても、みなさんに簡単に紹介します。

とはいえ、歯周病治療に「これを行えばピタッと治る」というものはありません。歯の患部を削り取ってしまえばすむ虫歯治療とは違い、歯周病が侵しているのは歯ぐきですから、まさか歯ぐきを切り取るわけにもいきません。

歯周病治療の基本は、プロフェッショナルケアです。つまり、予防処置と大きくは変わりません。プロフェッショナルケアによって歯周病の原因である菌を減らし、少しずつ歯ぐきの回復を図るのです。

ただ歯ぐきが腫れているだけの歯肉炎の段階なら、SRPによる歯石とプラークの除去で原因菌を減らし、歯磨きを徹底してもらうだけですむでしょう。

それは、深い歯周ポケットが形成され、重度歯周炎が発症する段階でも基本は変わりません。

ジンジバリス菌などの高病原性の歯周病菌が繁殖している歯周ポケットから、SRPでその巣窟《そうくつ》となる歯石とプラークを除去し、原因菌を減らすことで歯周ポケット内の炎症を緩和させていきます。

そうして、**歯周病菌に栄養を与える潰瘍の出血を減らせば、ジンジバリス菌などの凶悪な歯周病菌（レッドコンプレックス）は減少**します。

歯周病の程度によりますが、継続的なセルフケアとSRPによって歯周病菌の活性度が低下すれば、歯周ポケットが回復し、ただの歯肉溝へと戻っていきます。

ただし、SRPだけでは歯ぐきの回復が見られない場合、炎症した歯肉に歯周病菌がたくさん入り込んでいる可能性があります。

その場合は、歯周ポケット内の侵された歯肉をかき出す歯周ポケット掻爬《そうは》術（P－Cur）を行いますが、歯ぐきを退縮させるおそれがあるため、できる限りSRPのみで様子を見ます。

また、**中等度、重度歯周炎によって歯周ポケットが深く、SRPだけで歯石やプラークの除去ができない場合は、歯周外科治療**を行います。

歯ぐきを切り開くフラップ手術を行い、歯石や歯垢、毒素の付着したセメント質などを完全除去します。

そのほか、すでに歯を支える歯ぐきの歯槽骨も溶けてしまっていれば、歯周組織再生療法を検討するなど、再発防止や審美性から、さまざまな外科手術が存在します。

以上が歯周病治療の概要ですが、メスを入れる治療に「嫌だなあ」と思っていただけたなら幸いです。そうした歯周外科治療を必要としないよう、せめて軽度歯周炎の段階で受診してもらうことをおすすめします。

予防歯科診療で「噛み合わせ」のリスクもわかる

予防歯科診療では、最初の口腔内検査で歯と歯の噛み合わせもしっかりチェックします。

噛み合わせの害は多くの患者さんに知られていませんので、ここで予防歯科診療を受診するメリットのひとつとして紹介しましょう。

歯の噛み合わせは変化する

意外と短期間で人の噛み合わせは変化します。予防歯科診療は主に歯周病予防や虫歯予防が目的ですが、定期的な咬合《こうごう》（噛み合わせ）状態の検査も重要な項目です。噛み合わせが変化する原因は以下のとおりです。

虫歯や歯周病による変化

虫歯によって歯のかたちが変わったり、歯周病によって歯がグラついて動いたりすることで、噛み合わせが変わります。

被《かぶ》せ物や詰め物の影響

虫歯治療によって詰め物や被せ物をすると、歯の高さがわずかに変わり、その結果、噛み合わせが不均衡になることがあります。インプラントや義歯を入れた場合も同様です。

ストレスによる噛みしめや歯ぎしり

日常の強いストレスに由来して、噛みしめ（食いしばり）や睡眠中の歯ぎしりが起こっていると、歯が削れたり、欠けたりすることがあります。

親知らずに押される

親知らずによって奥歯が押され、歯並びが変わってしまうことがあります。

噛み合わせの変化によって起こる「咬合性外傷」とは？

噛み合わせの悪化によって、一部の歯に過剰な力がかかるようになると、歯が欠けたり、歯が動いて歯並びを悪化させたりする原因となります。

こうした歯の損傷を、咬合性外傷といいます。

咬合性外傷は歯だけでなく、歯ぐきの損傷にもつながります。

歯に継続的に無理な力がかかると、歯ぐきが圧迫されて血行不良や神経障害などが起こり、痛みや知覚過敏の原因になると考えられています。

歯ぐきの損傷がひどければ、歯周病にならなくても歯ぐきが退縮し、歯を支えられなくなる可能性もあるのです。

特に、**歯周病が重度または中等度にまでいたっている人は、歯ぐきの炎症によって歯を支える歯槽骨にダメージを負っていますから、そこに咬合性外傷が加われば歯周病はさらに進行し、歯ぐきが退縮していく原因**となってしまいます。

噛み合わせの変化は、思わぬ害を与える

咬合性外傷とは別に、噛み合わせの変化は次のような症状の原因にもなります。いずれも症状が悪化する前に、歯の調整や歯列矯正などの治療を検討していく必要があります。

頭痛や肩こり、全身の疲労感

噛み合わせが悪くなると、咀嚼をするときの顎のバランスが悪くなり、顎の筋肉の力が入りやすくなり、首から下の筋肉にもバランスの悪い力がかかります。

その結果、肩こりや頭痛が生じるだけでなく、疲労を感じることもあります。

顎関節症《がくかんせつしょう》を引き起こす

顎の筋肉に余計な力がかかることで、顎の筋肉や関節に支障をきたす症状を顎関節症といいます。咀嚼するたびに顎が痛んでストレスになったり、顎の関節がずれて動かすと雑音がしたり、顎が開かなくなったりします。

顔の見た目が変わる

噛み合わせの変化によって歯が動いてしまうと、顔の表情にも変化が出ます。上の歯が出っ歯になれば上唇が前に出ますし、下の歯が出っ張れば受け口になります。

また、噛み合わせの深さが変わると顔の長さが変わり、**まったく印象の異なる顔に変わってしまうこともあります。**

予防歯科診療は、口腔がんの早期発見に役立つ

がんのなかでも、「口腔がん」はあまり聞き慣れないかもしれません。なぜなら、口腔がんは、がん全体の約1％にすぎない珍しいがんだからです。

しかし、咽頭がんとの合算になりますが、年間2万1601人が罹患し、7675人もの人が命を落としています。その死亡率は、35・5％（2016年データ・国立がん研究センター）。口腔がんのみでは、毎年約7000人が罹患し、約3000人が亡くなっているとされています。

また、**生存できても、発見が遅ければ切除する部位が大きくなり、顎や舌を失うなど、その後の社会生活に大きく支障をきたすケースが見られます。**

[口腔がんの種類]

口腔がんでは「舌《ぜつ》がん」「歯肉がん」が多く見られます。以下のほか、唇にできる「口唇がん」も口腔がんのひとつです。

がんの種類	特徴
舌がん	舌に発症するがん。
歯肉がん	歯ぐきにできるがん。 上顎より下顎に多く発生します。
口腔底がん	舌と下側の歯ぐきのあいだにできるがんで、前方に多く発症します。
頬《きょう》粘《ねん》膜《まく》がん	頬の内側にできるがん。
硬《こう》口《こう》蓋《がい》がん	上の歯ぐきの後方にある、上顎のがん。前方の硬い部分を硬口蓋、後方のやわらかい部分を軟口蓋といいます。

ちなみに、口腔がんといっても、舌に発症したり、歯ぐきに発症したりと前ページのようなさまざまな種類があります。

口腔がんは、早期発見できれば後遺症もほとんどなく、がんの治療経過において指標となる「5年生存率」も約90%。かなり治癒しやすいがんといえます。

それに、臓器のがんとは違って口のなかという見えやすい部分にできるので初期症状を見つけやすいのに、発見が遅れてしまうことが多いのです。

「直接見えるがん」なのに早期発見が遅れる理由

なぜ、発見が遅れてしまうのでしょうか？

その理由は、みなさんもお気づきかと思います。

「健診の対象ではないから」です。

体の健康診断は会社員なら毎年義務化されていますし、それ以外の成人も受ける機会に恵まれます。

しかし、その健診内容に歯科は入っていません。
また、初期症状を「軽く見てしまう」ことも原因だと思います。たとえ異変を見つけても、痛みやしこりがあっても、「口内炎かな？」と疑う程度でしょう。

口腔がんに関しては、初期段階において痛みやしこりなどの自覚症状はほとんどありません。

むしろ、痛みやしこりの自覚症状があれば、すでにステージが進行しています。生存率を高めるには、自覚症状が出る前の気づきが必要なのです。

実際に、口腔がんが早期発見にいたるのは、歯科医や歯科衛生士によって発見されるケースといわれています。

つまり、治療や予防で定期的に歯科受診をしている患者さんなのです。

歯周病・虫歯予防は、口腔がん予防にもなる

口腔がんにならないために大切なことは、以下の3つです。

・タバコやお酒を控える
・バランスのいい食生活を心がける
・口のなかを清潔に保つ

これらは、歯周病予防や虫歯予防においても欠かせないポイントです。

タバコやお酒は歯周病リスクを高める要因ですし、**糖質に偏らないバランスのいい食生活は口腔細菌のバランスを保つうえでも重要なポイント**です。

そして、なにより毎日のマウスケアの徹底です。

そのうえで、定期的な予防歯科診療を受け続ければ、万が一の口腔がんの発生にも早期段階で発見できる可能性が高まるでしょう。

歯科でできる「睡眠時無呼吸症候群」の発見と改善

睡眠時無呼吸症候群（ＳＡＳ）とは、顎や舌が気道の一部を塞《ふさ》ぐことで起こる呼吸障害です。睡眠中に気道が狭くなってしまい、大きないびきをかいたり、呼吸が一時的に止まったりする症状が起こります。

もし、次のような自覚症状があれば、ＳＡＳが原因かもしれません。

SASチェックリスト

- 家族に「いびきがうるさい」と指摘される
- 家族に「睡眠中に呼吸が止まっている」と指摘されたことがある
- 苦しくて目が覚めることがある

・夜中にトイレに起きることが多い
・しっかり睡眠をとっても朝から倦怠感《けんたい》があり、日中は眠くなる
・朝、起きると頭痛がする
・メタボリックシンドローム、またはその予備軍である

SASが起きていると睡眠時間は長くても慢性的な寝不足となり、日中のパフォーマンスが低下するだけでなく心身の健康を害してしまいます。

酸素不足によるダメージが蓄積し、高血圧や不整脈、心臓病、脳血管障害、糖尿病などのリスクも高まるとされています。

SASは歯科クリニックでも発見できることがある

SASの診断や検査は耳鼻咽喉科や呼吸器内科で対応していますが、実は**歯科でもSASの可能性を患者さんに指摘することがあります。**

それは、歯そのものや、治療中の患者さんにＳＡＳの特徴が出ているからです。

歯科でわかるＳＡＳの特徴

・歯ぎしりによる歯の咬耗《こうもう》（すり減り）
・頬や舌にあらわれる食いしばりの痕跡
・食いしばりや歯ぎしりによる被せ物や詰め物の損傷
・噛み合わせの影響で気道が狭くなっている
・治療中にすぐ寝てしまい、いびきをかきはじめる

このような特徴が患者さんに見られるとき、わたしたちはＳＡＳの可能性を疑います。カウンセリングで確認し、ＳＡＳの検査ができるクリニックであれば検査も行いますが、最終的な診断は呼吸器内科や睡眠外来などで行ってもらいます。

SASの治療は、主に歯科クリニックで行われる

歯科医はSASの診断はできませんが、治療においては歯科医が活躍します。SASの治療にはCRAP（鼻にマスクをして空気を送る治療）や外科療法もありますが、気道を狭める原因は顎の位置にあるため、気道を確保するマウスピースの作成が行われるからです。

この治療は自費診療もありますが、保険診療もあるため、費用の面でも安心して行えます。

また、**歯並びの悪さが原因であれば、根本治療も歯科クリニックで対応できます。**

「頼れるかかりつけ歯科クリニック」を探すには

歯と歯ぐきにまつわる、さまざまな症状を紹介してきましたが、「すべての歯科クリニックが、これらの問題に対応できるか」というと疑問が残ります。

「歯科クリニックは治療だけの場所ではない」といいましたが、残念ながら「治療だけを求められている」と考え、それ以外の健康管理には関心が薄い歯科医の先生もいます。一方、そんな先生が「治療のスペシャリスト」である可能性も往々にしてあるのです。

要は、歯科クリニックにも〝さまざまな個性がある〟ということです。

そういったことは、内科や外科の先生でもよくあることでしょう。

近所の病院では「治せない」といわれた症状でも、その症状が得意な別の先生にセカンドオピニオンを求めたら、「わたしなら治せます」といった答えが返ってくることもあります。

本書では、みなさんに「予防歯科診療」に行っていただくことが第一の目的ですから、この章の最後に「こんな歯科クリニックなら予防歯科診療は安心だ」と考えられるクリニックの特徴を挙げてみます。

予防歯科診療に力を入れている歯科クリニックの特徴

スタッフに歯科衛生士がいる

予防歯科診療は歯科医でもできますが、スペシャリストは歯科衛生士です。

歯科医の先生が、予防歯科にも深い造詣《ぞうけい》と実績を持っているとしても、または、ひとりでプロフェッショナルケアを行うことはできても、それ以上のカウンセリングや歯科衛生指導までじっくり時間をかけて対応できるかというと難しいでしょう。

経営の側面から見ても、「現実的ではない」といわざるを得ません。**歯科衛生士が常駐していて、予防歯科診療をしてくれる歯科クリニック**を探しましょう。

「かかりつけ歯科医機能強化型歯科診療所（か強診）」である

予防歯科に積極的であっても先述した「か強診」に認定されていないクリニックは存在しますが、「か強診」であれば確実です。

歯科衛生士が常駐しているなど、予防歯科に関する実績が国に認められたクリニックだからです。

医療法人である

全国の歯科クリニックのうち、医療法人は約2割しかないといわれています。医療法人であると、経営規模が大きいクリニックであることがほとんどです。

歯科衛生士などのスタッフが多いだけでなく、クリニックの面積が広く診察台の数も多く、しっかりとした機材を揃えていて、さまざまな自費診療の医療サービスも提供しています。

よって、充実した予防歯科診療を受けられる可能性は高まります。

信頼できる歯科技工士と提携している

もしかしたらこれが、一番重要かもしれません。

それは歯科技工士にきちんと頼んでいるのかということです。

歯科技工士とは、歯科医師の指示書にしたがって、入れ歯、歯の被せ物や詰め物、矯正装置などの作成や加工、修理を行う人たちであり、国家資格を有しています。

入れ歯、歯のかぶせ物、詰め物がしっかりとフィットしたものでないと、虫歯になりやすいというのもそうですが、噛み合わせがうまくいかないことによって、歯ぐきに必要以上に負荷がかかり、歯周病の進行を助けてしまう可能性があります。

わたしはこの歯科技工士の技術が、歯や歯ぐきのケアにとても重要だと感じ、クリ

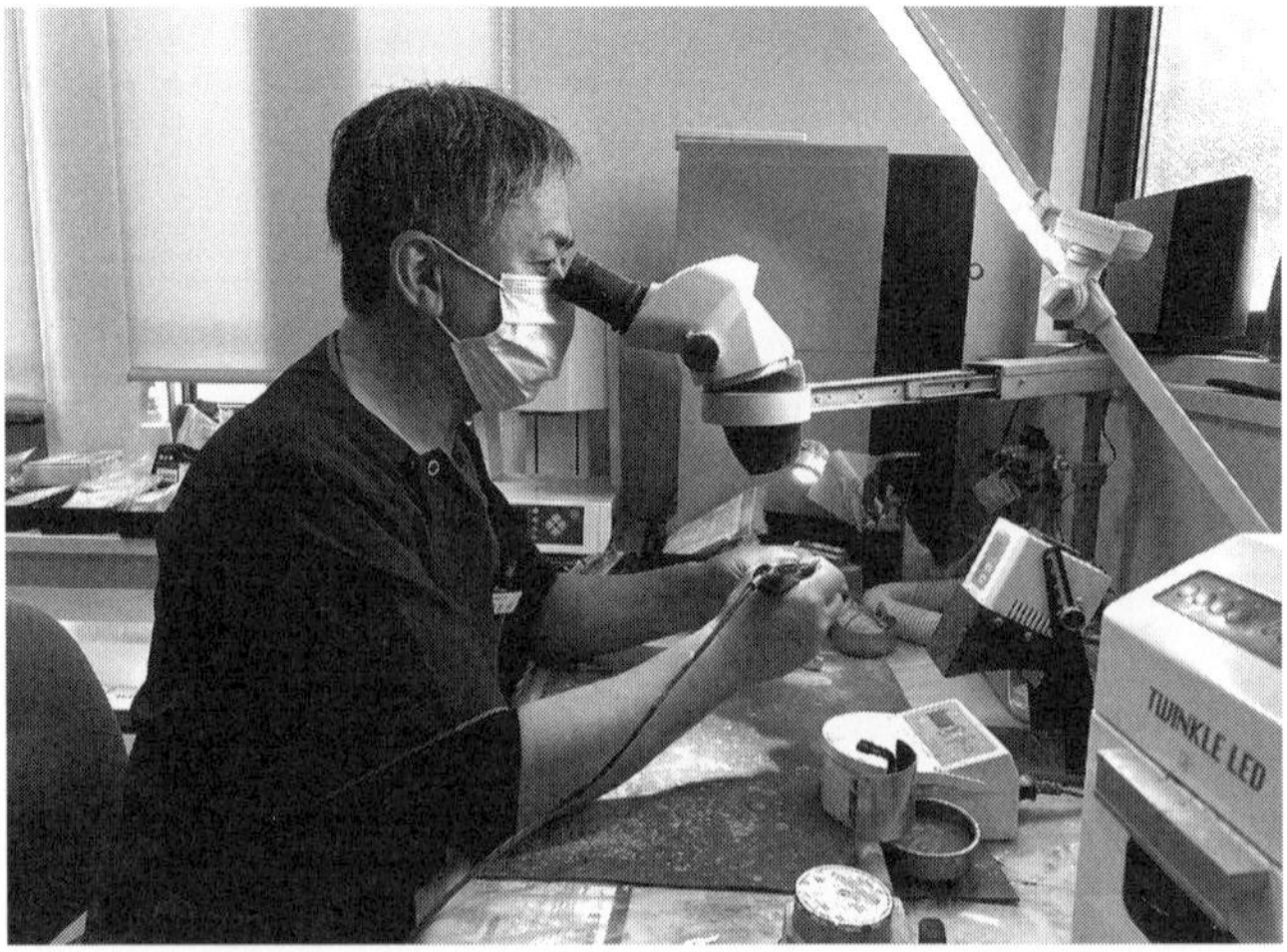

クリニックでお世話になっている歯科技工士の方の仕事風景

ニックに併設した技工所に、信頼できる歯科技工士の方に常駐してもらい、密な連携をとっています。

いまは、機械の技術が進歩し、デジタルである程度は簡単に設計できてつくれるため、歯科技工士でない人がつくる場合もあるそうです。

しかし、一人ひとりの患者さんごとに本当にフィットしたものをつくるには、ミクロン単位の細かな調整が必要で、経験豊富な歯科技工士の技術が重要になります。

ですから、「詰め物、入れ歯はどのようにつくっているのでしょうか？」

と質問してみて「信頼できる歯科技工士さんに頼んでいますよ」というところを選ぶのが理想的だと感じます。

ホームページで予防に関する情報発信を行っている

これもまた、重要なポイントだと考えています。

いま来院している患者さんだけでなく、まだ来ていない将来の患者さんに対しても「大事なことをお伝えしたい」「よりいい医療を提供したい」という熱意にあふれているからです。

もちろん、それは集客施策でもあるでしょう。

しかし、医師があやふやな知識でホームページに情報発信をすることはないでしょうから、新しい医療情報にもアンテナを張って勉強され、幅広い知見を持っているのだと思います。

カウンセリングに時間をかけてくれる

これは、当クリニックでも重視していることです。みなさんが実際に歯科クリニックを受診した際にも、カウンセリングに対する意識に注目するといいでしょう。

保険診療だけでなく、自費診療のメリットや可能性をしっかり説明してくれること。またば、わかりやすい言葉を使って、現在のリスクや治療プランについて説明してくれることなどが挙げられます。

あらゆる治療には、メリットとデメリットがあります。

将来、「そんな方法もあったのか。なんで教えてくれなかったの？」とならないよう、しっかりと長い時間話してくれる歯科クリニックを選ぶことは、大切なことです。

最近は、しっかりと、歯の悩みなどを聞けるよう、専任のカウンセラーを常駐させるところも多いようなので、選ぶひとつの基準としてもよいのではないでしょうか。

第 5 章

歯科衛生士が教える「正しいケア」の方法

歯科衛生士は「歯のケア」のプロである

「歯のケア」をテーマとするこの章の主役は、わたしではありません。
主役は、歯科衛生士です。
なぜなら、**歯科衛生士は国家資格を有する「歯のケア」のプロ**だからです。

歯科衛生士は、大学、短大、専門学校で3年以上にわたって歯科予防処置（虫歯、歯周病予防のための知識とスキル）や歯科保険指導（歯のケア、生活の指導）などについての専門知識や技術を習得し、国家試験を合格した人だけがなれる職業です。
もしかすると、無資格でなれる「歯科助手」と混同している人もいるかと思い、あえて説明しました。

つまり、歯科衛生士というのは、国が認める「予防歯科のプロフェッショナル」ということになります。

日本の法律では、歯科衛生士は歯科医の指示・指導の下で働き、アシスタントのような職務もします。

でも本来、予防歯科の領域では歯科衛生士が〝先生〟といってもいいでしょう。

アメリカでは地位の高い歯科衛生士

実際に**アメリカでは、歯科衛生士の地位は日本に比べてもっと高く、歯科クリニックでは歯科医と対等の立場**にあります。

自分専用の施術スペースを持ち、予防歯科の領域では歯科医の判断なしで歯周病を診断し、処置を決定する権限すらあります。

当クリニックでも、ほかの日本の歯科クリニック同様に歯科医であるわたしが歯科衛生士を監督することは変わりません。

しかし、勤務する9人の歯科衛生士それぞれに個人の施術スペースを確保し、各自が患者さんの状態を把握しています。

そして、いま必要な処置や今後の予防プランを立てています。

そもそも、**予防処置の判断の精度も、患者さんの気持ちに配慮した指導内容も、歯科衛生士のほうが経験豊かでアイデアを持っていて、適切な判断を下しています。**

わたしは歯科衛生士からの報告を受け、治療が必要となり得る所見がなければ、それを承認する流れとしています。

そうして一人ひとりが「歯科医のアシスタント」ではなく、「予防歯科のプロ」として意識を持ち、誇りを持って活躍できるよう努めています。

歯磨きのことは、歯科衛生士に相談する

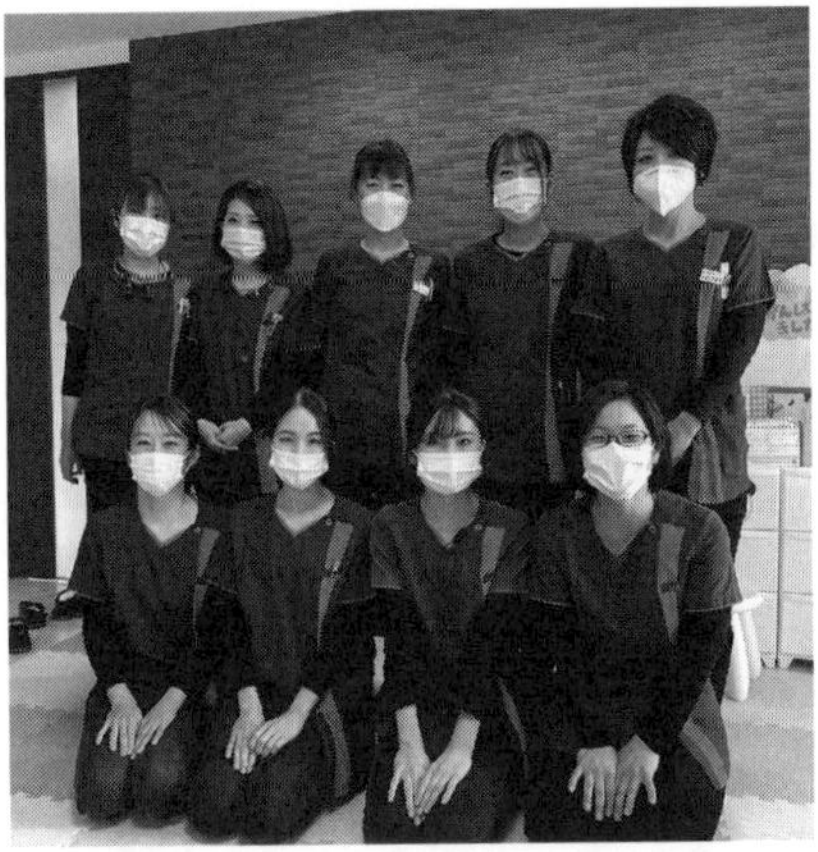
かめい歯科クリニックの歯科衛生士たち

歯周病であれ虫歯であれ、予防の基本は歯磨きであり、**毎日の歯磨きのレベルが上がることで予防効果は大きく変わっていきます。**

なぜなら、歯科クリニックでのプロフェッショナルケアをすれば、いったんはたまってしまったプラークや歯石は落とせるものの、次の来院までのあいだについては、プラークや歯石の付着を一切させない

ような処置は存在しないからです。

そこでここでは、みなさんが自分で歯磨きをする際のコツやポイントについて解説していきます。


しかし、前述のとおり、その専門家は歯科医ではなく歯科衛生士です。

そこで、当クリニックの歯科衛生士たちに登場してもらって、わたしが歯科衛生士に質問をするかたちで、ポイントを見ていくこととします。

Q 予防に効果的な歯磨きの仕方とは？

A 「スクラビング法」で優しく磨きましょう

歯磨きには、「4つの方法」があるのを知っていますか？

それが、「スクラビング法」「バス法」「ローリング法」「フォーンズ法」です。このうち、わたしたちが患者さんにすすめているのは、まず「スクラビング法」。次いで、「バス法」です。それぞれ簡単に説明します。

スクラビング法

歯の面に対して歯ブラシを90度にあてて、左右に小刻みに動かす磨き方です。おそらく多くの人が、自然とスクラビング法に近い磨き方を身につけていると思いますし、簡単で効果も高いので子どもから大人までおすすめです。

ただ、歯ブラシを大きく動かし過ぎてしまうために、歯間の汚れが取りきれていない人がよくいるようです。**1本ずつ、細かく動かすように磨くと効果的**です。また、角度が甘いとブラッシング効果が落ちるので、直角を意識して磨きましょう。

バス法

歯と歯ぐきの境目に45度の角度で歯ブラシをあて、左右に小刻みにブラッシングする方法です。歯と歯ぐきの境目にあるプラークを取りやすく、歯ぐきのマッサージ効果もあるとされますが、**力の入れ過ぎには注意**してほしい磨き方です。

ローリング法

ここからは、少し特殊な磨き方です。ローリング法は歯ブラシの脇腹を使って、歯ぐきから歯の先に向かって縦に回転させる磨き方です。歯と歯のあいだのプラーク除去には効果的ですが、虫歯予防を含む歯全体の清掃が行き届かないため、この方法だけの歯磨きはおすすめしていません。

フォーンズ法

歯の前面だけに使う磨き方です。歯を噛み合わせて、歯ブラシを歯の面に90度にあて、上下の歯を一緒にグルグルと小刻みに円を描きながら横に移動していきます。

簡単な動きで磨けるため、幼児や力のない高齢者、手に力の入りにくい障害のある人に向いているといえます。

[いろいろなブラッシング法]

基本はスクラビング法、バス法で磨くのがおすすめです。

スクラビング法

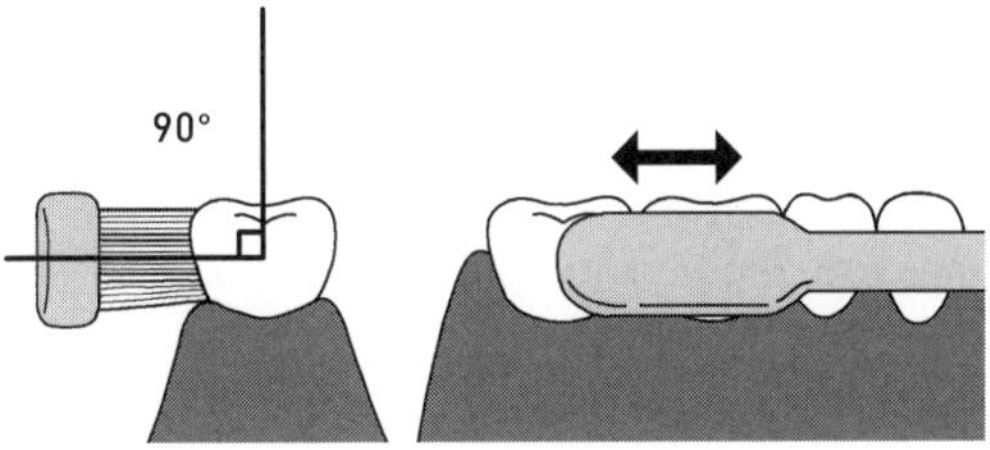

歯の面に歯ブラシの毛先を90度の角度であて、左右小刻みに、1本ずつブラッシングします。

バス法

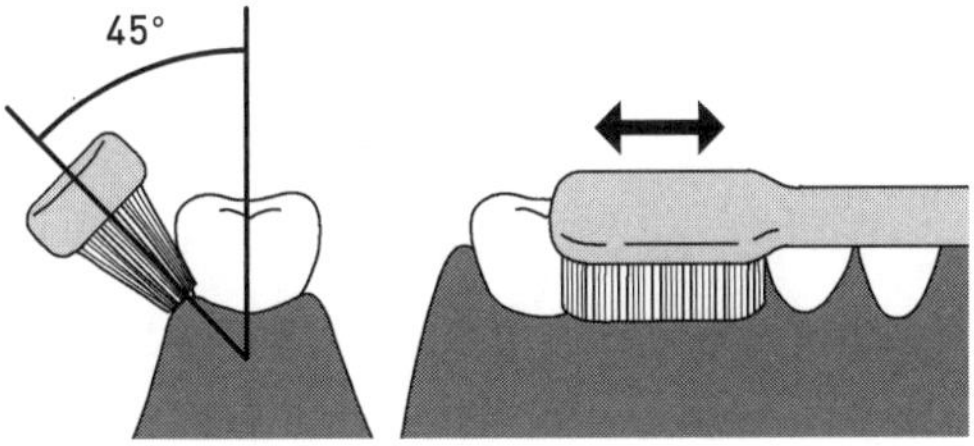

歯と歯ぐきの境目に45度の角度で歯ブラシの毛先をあて、左右に小刻みに、1本ずつブラッシングします。

ローリング法

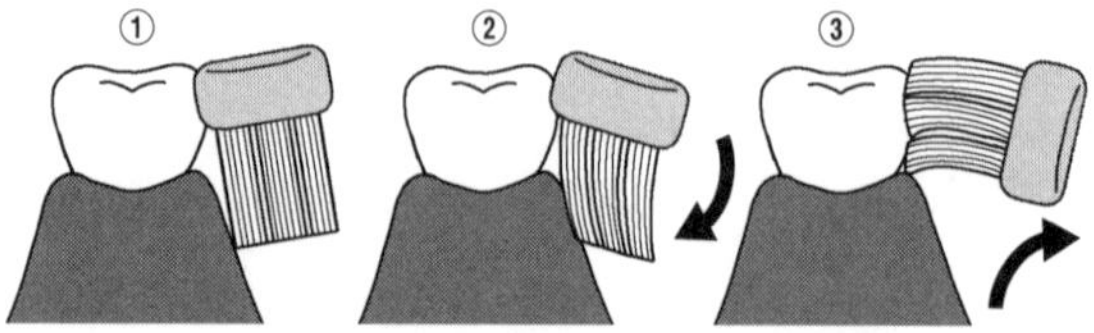

歯ブラシの脇腹を使って、歯ぐきから歯の先に向かって縦に回転させる磨き方です。

フォーンズ法

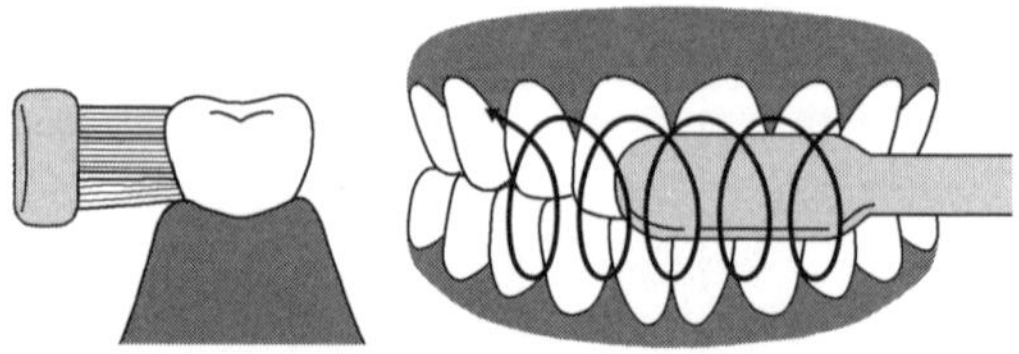

上下の歯を軽く噛み合わせた状態で、歯ブラシの毛先を歯の表面に直角に当てて、円を描くように、奥から前へ、上下の歯を一緒に磨く方法です。

過度な力は不要。「優しく磨くこと」が基本

基本的には「スクラビング法」がおすすめですが、「歯間の汚れが取れにくい」と感じる患者さんもいます。小刻みに磨くことと、そのほかの磨き方を併用することで、磨き残しのない歯磨きを目指してほしいと思います。

もうひとつ、みなさんに**気をつけてほしいことは、「優しく磨くこと」**です。歯ブラシを持つときは鉛筆の持ち方にして、軽い力で磨きましょう。

患者さんを診ていると、「歯ブラシだけで」「ゴシゴシ強く磨く」人がいます。強い力のほうがプラークを落とせる気がするし、着色汚れや歯石まで落とせる気がしてしまうのかもしれません。

でも実際は、歯ブラシで歯石や着色汚れは落ちず、また、プラークを落とすなら強い力は要しません。

試しに、キッチンやお風呂の排水溝の蓋を開けて、いらない歯ブラシで「排水溝のヌルヌル」をこすってみてください。

このヌルヌルは歯のプラークと同じで、バイオフィルムという細菌の集まりです。強い力を入れなくても、こする回数が多ければ取れるのがわかると思います。

歯磨き粉には研磨剤が入っていますから、強い力で磨くと歯まですり減らして知覚過敏の原因にもなります。

また、歯肉や粘膜を傷つけてしまい、炎症の原因にもなるので注意してください。

Q デンタルフロスや洗口液は、なぜ必要?

A 歯ブラシでは、歯の汚れは60%しか落ちません

歯石取りなどのプロフェッショナルケアとは異なり、歯磨きには技術の高い低いはそれほどありません。

強いていえば、「軽く優しく、小刻みに磨くこと」くらいでしょうか。

つまり、**「歯科衛生士は歯磨きが特別にうまい」というわけではない**のです。**歯科衛生士が行う歯磨きと、患者さんの歯磨きとの大きな違いは、「磨き残しに対する意識の高さ」**だと思います。

患者さんの多くは、磨き残しをそこまで意識していないからか、「まあ、いいか」となり、なんとなく歯磨きをやめてしまいます。

そのため歯磨き指導では、「磨き残しの見える化」で患者さんとの意識の差を埋めていきます。

患者さんに自分で歯を磨いていただいたのち、プラークチェッカーで磨き残しを着色したり、風で乾燥させた口腔内をカメラ撮影し浮き上がった磨き残しを直接見てもらったりすることで、歯磨きのレベルを感じてもらうのです。

そのうえで、「あとどれくらいやったら大丈夫なのか」を納得してもらうことを心がけています。

完璧な歯磨きにはデンタルフロスの併用が不可欠

プラークチェッカーなどを使うと、ほとんどの人が歯ブラシだけの歯磨きでは歯間の汚れが取りきれないことが目に見えてわかります。歯並びにもよりますが、歯ブラシだけでは歯の汚れの60％しか取れないと思ってください。

つまり、40％のプラークは残ってしまい、そこから虫歯菌や歯周病菌の繁殖が進んでしまうということを意味します。

そこで、**デンタルフロスや歯間ブラシを使って歯間のプラークを取り除くことで、80％〜90％まで汚れを落とすことができます。**そのうえで、歯、舌、粘膜などに残るプラークのネバネバを、洗口液でゆすぎ洗い出すことが効果的です。

面倒くさいし、汚いから嫌だと思われるかもしれませんが、一度でいいので、デンタルフロスや歯間ブラシを使って、そこについているものを手ですくい、においをかいでみてください。

非常ににおうはずです。

それが口のなかに残っているわけですから、労力をかけてもやる必然性が見えてくるのではないでしょうか。

そのほか、毛束が1本だけの歯ブラシ「タフトブラシ」というものもあります。タフトブラシは極小のヘッドのため、歯と歯ぐきのあいだを集中的に狙って磨いたり、歯間や歯並びの悪い部分を細かく磨いたりするのに向いています。

まずは、デンタルフロスや歯間ブラシを使うことから慣れ、「磨き残しゼロ」を目指したくなったら、タフトブラシにも挑戦してみましょう。

舌ブラシで「舌苔」を取り除く

舌ブラシとは、舌の表面にたまる口腔内細菌の汚れ（舌苔）を取り除くためのブラシです。

舌が「舌苔」で真っ白になっているのが嫌で、歯ブラシで取り除いている人もいるかもしれませんが、それはおすすめできません。舌はとてもデリケートで、歯ブラシでは強過ぎて傷ついてしまうからです。

舌ブラシの使用によるメリットと、使い方のポイントは次のとおりです。

舌ブラシを使用するメリット

- 舌苔にいる虫歯菌や歯周病菌を除去できる
- 硫化水素などを発生させる舌苔を除去することで、口臭を予防できる
- 白い舌苔を取り除くことで見た目がきれいになる

舌ブラシの使い方のポイント

- 歯磨き粉はつけず水か潤滑剤を使用する。乾燥状態では使わないこと
- 舌はデリケートなため、舌ブラシの使用は1日1回
- 舌の奥から手前に向かって、優しく3回〜4回かき出す

ただし、くれぐれも磨き過ぎには注意してください。日常的に舌を磨き過ぎると、舌の表面の凸凹が失われ、唾液をためておく機能が損なわれる可能性があるからです。

Q 歯磨きのベストな回数やタイミングは?

A 「寝起きうがい」と1日3回の歯磨きを推奨します

口腔内細菌は食べかすをエサにして繁殖し、食後4〜8時間程度でネバネバとしたプラークをつくり、24時間後には歯石になりはじめるとされます。

ですから、**1日1回の歯磨きでは口のなかはプラークでいっぱいになってしまいます**。プラークの量が多ければ歯磨きでの取り残しも増え、その取り残しが次の歯磨きまでに歯石になりはじめてしまいます。

1日1回の歯磨き程度では、歯を触るとヌルヌルやザラザラといった感触があるでしょう。

ですから、毎食後の歯磨き習慣を持ってほしいと思います。

「寝起きうがい」で睡眠中に増殖した細菌を取り除く

夜、眠る前にしっかり歯磨きをしていても、睡眠中は細菌が繁殖しやすいため、朝起きてからのうがいが重要です。

睡眠中に細菌が繁殖しやすい理由は、唾液の分泌量の減少によるものです。睡眠中は唾液の洗浄効果が少なくなるため、わずかな食べかすが残っているだけでも、細菌は活発に活動して繁殖します。朝起きると口のなかがネバネバしたり、口臭を感じたりするのはそのためです。

そのため、朝起きたら、なにかを飲んだり食べたりする前によくうがいをしましょう。最近では、「朝起きたら、一杯の白湯で体をリフレッシュ」というブームがありますが、歯科医や歯科衛生士からすると、「繁殖した雑菌を体内に入れるのはまずいのでは？」と心配になります。

白湯のリラックス効果や、体を目覚めさせる効果は否定しませんので、まずよくうがいをして細菌を追い出したうえで、水分をとるようにしてください。

口腔内細菌が雑菌として腸内環境を乱しかねませんし、雑菌を大量に含んだ水分がうっかり気管支に入ってしまえば、誤嚥性肺炎の原因にもなりかねません。

また、口腔内で繁殖する菌のなかに風邪ウイルスやインフルエンザウイルスなどがいれば、感染症の原因になってしまいます。

毎食後の歯磨き習慣が理想。まずは1日3回を目標に

朝晩だけでなく、昼食後の歯磨き習慣も意識して、1日3回の歯磨き習慣をつくるといいと思います。

できれば、昼食後30分以内に歯を磨くのが菌の繁殖を予防するためには効果的です。

歯磨きをすることで口臭予防にもなるので、午後のエチケット、リフレッシュとしても効果的です。

ただ、インターネットなどを見ると、「食後30分以内の歯磨きは歯に悪い」という考え方も出回っているようです。これは、炭酸飲料など酸性度の高い飲食をしたあとや、食事による胃酸の逆流によって歯が酸に侵されている人にあてはまる条件です。唾液が口のなかの酸を中和するまでの30分を待ってから歯を磨いたほうが、歯が傷つかずにすむということなのです。

でも、歯磨きは習慣化がなにより大切です。**イレギュラーな状況を考慮して習慣が崩れるくらいなら、あまり気にせず、「食後にすぐ歯を磨く」ことを徹底したほうがいい**でしょう。

また、忙しくて歯磨きの時間が取れない場合は、せめて強くブクブクうがいをするか、キシリトール100%のガムを噛むことを提案します。

スーパーなどで市販されるキシリトールガムは、キシリトールが50%以下であることが多いので、少々値段は高いのですが、**歯科クリニックなどで販売されている100%のキシリトールガム**を購入しましょう。

Q 歯磨きを習慣化するコツは？

A 歯磨きができた自分を褒めてあげましょう

「毎日30分早く起きよう！」

「1日3分スクワットをしよう！」

そう決意しても毎日実践するのが難しいように、歯磨きの回数を増やしたり、手間を増やしたりすることは、簡単なようで継続が難しいものです。

わたしたち歯科衛生士にとっても、患者さんに歯磨きを習慣化してもらうことは大きな課題です。「これが正しい歯磨きです」と一方的に伝えても、患者さんに実践してもらえなければ意味はまったくありません。

特に、はじめてデンタルフロスや歯間ブラシに挑戦する場合など、新たな手間を習慣化するのは大変なことです。

そこで、わたしたちが患者さんへの歯磨き指導で大切にしていることは以下の2点となります。

❶完璧を求めないこと
❷とにかく褒めること

そのようにして、患者さんのモチベーションを高めています。

完璧さよりも習慣付けを重視する

わたしたちが患者さんに歯磨き指導をするときは、無理のない範囲で納得してもらうことを大切にしています。

最終的にはベストなセルフケアの習慣化を目指しますが、まずは患者さんの生活スタイルや手間に対する感じ方などの個性に寄り添い、「それくらいだったらできるかな」と納得してもらえるケアを提案するわけです。

患者さんのペースに合わせて段階を踏むことが欠かせません。

いきなり、「歯磨きは1日3回。それだけでなく、フロスですべての歯間をケアしてください」と伝えて完璧にこなせるならいいのですが、そうはいかないのが実情です。**「昼食後に洗口液を取り入れてみる」「磨き残しが多いところだけフロスする」など、やれることからはじめる**といいでしょう。

最初は完璧なケアができなくても、まずは「昼食後にケアをする」「フロスを使う」という、「ちゃんとできる行動」を習慣化することからはじめ、少しずつ高度なケアができるようにしていけばいいのです。

習慣化は、継続こそがすべてです。継続することで、いずれ「やらないと逆に気持ちが悪い」という状態になっていきますので、そのタイミングでケアのレベルを上げていくといいと思います。

歯磨きがしっかりできる自分を褒めてあげよう

「ここがダメですね」
「ここも磨きが甘いです」
そんなふうに、歯科衛生士が患者さんの歯磨きにダメ出しをしてしまうと、患者さんからすれば気分よくないですし、なによりモチベーションが下がってしまいます。

一方、「フロスを使ってくれたんですね。歯を見たらすぐにわかりますよ！　歯間もちゃんときれいになっていますす」と、改善してくれたことに気づいて伝えると、「そうでしょう！」とうれしそうに笑ってくれて、その後のケアも継続しやすくなるようです。

ですから、みなさんの場合であれば、歯磨き習慣をつくるうえで、できなかったときに自分を責めるのではなく、できたときに「しっかりできた自分はえらい！」と自分を褒めてあげてほしいのです。

あるいは、「1週間、毎日3回の歯磨きをする」という短期目標を設定し、それが達成できたご褒美に、食べたかったスイーツや少し値の張るお酒を自分に買うなどするといいと思います。

継続的に、「目標設定」と「達成」のサイクルを繰り返していけば、「歯磨きをしないと気持ちが悪い」と習慣化していくはずです。

その行為を、「子どもっぽくて気恥ずかしい」と思う必要はまったくありません。たとえ気恥ずかしかったとしても、誰にもいわなければ、ご褒美のことは内緒のままです。

Q 歯ブラシはどんなものを使ったらいい？

A 硬さは「ふつう」で、1カ月程度で交換しましょう

歯ブラシ選びのポイントは、「毛の硬さ」「ヘッドの大きさ」「柄のフィット感」にあります。

硬さはふつうで、ヘッドは小さめを選ぶ

歯磨きする最大の目的はプラークの除去ですから、「軽く優しく磨く」が基本だと前述しました。強く磨くと、歯ぐきや粘膜を傷つけたり、歯を損傷して知覚過敏の原因になったりしかねません。

それを踏まえると、歯ブラシも硬めである必要はありません。

硬めの歯ブラシは歯磨きしているという手応えこそ感じられますが、プラーク除去においては必要とは言い難いものがあるからです。ふつう、または、やわらかめを選ぶのがいいでしょう。

ヘッドも大きいほうが毛の本数が多くて効率的に思えますが、奥歯のほうまでしっかりとヘッドが入らなければ磨き残しをつくってしまいます。

小さめのヘッドのほうが、狙っている箇所をしっかり磨けるだけでなく、歯と歯ぐきのあいだのプラークも落とすことができます。面倒でも、小さめヘッドで小刻みに全体を磨いてください。

毛先の形状にもさまざまなタイプが存在します。山切りカットは歯間や歯ぐきの境目のプラーク除去に効果的で、平らなタイプは毛先が歯面に均等にあたってバランスよく磨くことができます。

そのため、歯間をデンタルフロスなどでケアするなら、歯ブラシは平らなタイプでバランスを重視することをおすすめします。

歯ブラシは１カ月程度で交換しましょう

歯ブラシを半年以上も使用する人がいますが、それは絶対に避けましょう。汚れていないように見えても、歯ブラシにはたくさんの細菌が付着し繁殖しています。よくよく考えれば、ネバネバのプラークをこすったのに、サッと水洗いだけで清潔になっているわけがありませんよね？

使用後の**歯ブラシは、洗浄後にしっかり乾燥できる風とおしのいい場所で保管し、そのうえで１カ月程度の使用で買い替えてください。**

また、歯ブラシを裏側から見て、ヘッドの土台から毛先が見えるほど毛先が開いてきたら、それも交換のサインです。毛先の開きは歯磨きの頻度や圧力の強さ、歯ブラシの耐久性によって異なるので、１カ月といわずに、毛先が開いてきたらすぐに買い替えましょう。

毛先が開いていると、磨く際に狙っていないポイントまで傷つけてしまいます。また、時間が経つごとに毛先の弾力性も失われ、歯ぐきや歯にとって、あたりの強い毛先になってしまうのです。

Q 歯磨き粉の選び方は？

A 悩みにあった歯磨き粉を使いましょう

市販の歯磨き粉は、さまざまな効能をうたうものがあって選択に迷うと思います。歯磨き粉は、大別すると3種類に分類されます。

市販の歯磨き粉がうたう3大効果

❶歯周病予防
❷口臭予防

❸ホワイトニング

それぞれどういうものか、簡単に説明します。自分自身の歯の悩みや関心にあわせて選んでください。

ただし、いずれも**歯磨き粉だけで歯周病予防や口臭の除去、ホワイトニングができるわけではありません。**それらにいくらか貢献するものに過ぎないので、あまり意識し過ぎる必要はないでしょう。

歯周病予防

歯周病予防を掲げる歯磨き粉には、主に次のような効果の成分が配合されています。

・抗炎症効果……歯ぐきの炎症を抑える
・殺菌効果………歯周病の原因菌を減少させる
・血行促進効果…歯ぐきの血行を促進し、炎症で痩せた歯肉の回復を助ける

いま歯周病にかかっている人や、歯周病を予防したい人はこのタイプを選ぶといい

と思います。ただし、歯周病そのものを治す効果はありません。

口臭対策

口臭対策の歯磨き粉に含まれる成分は、主に以下の効果を持っています。

・吸着効果……においの成分を吸着する
・殺菌効果……口臭の原因となる口腔内細菌を減少させる
・洗浄効果……口臭の原因物質や細菌を洗い流す

口臭に悩んでいる人は、それに対応した歯磨き粉を使うことで口臭を軽減する効果が期待できます。しかし、あくまで軽減であり、完全に消臭できるわけではありません。

ホワイトニング

・ステイン除去……着色汚れを浮かして落とし、再付着を防止
・タバコのヤニ汚れの除去……ヤニを除去して再付着を防止
・研磨……研磨剤（清掃剤）を強化し、歯の汚れを落とす

ただし、歯磨き粉におけるホワイトニングでは、歯科クリニックで受けるホワイトニングと同じような、歯が白くなる効果を期待することは難しいです。

あくまで、歯の着色汚れの予防やホワイトニングの効果を長く持続させるためのサポートアイテムとして考えてください。

フッ素配合は歯磨き選びの基本

ここで紹介した3タイプの歯磨き粉にも、それ以外の製品も、ほとんどのものに「フッ素（フッ化物）配合」という表記もなされています。

フッ素は、食事などの酸によって溶ける歯のミネラルを再石灰化し虫歯予防につながる成分ですから、配合されている歯磨き粉を選ぶとよいでしょう。

このフッ素に関しては、年齢によって推奨される濃度があります。

一般社団法人日本口腔衛生学会、公益社団法人日本小児歯科学会、特定非営利活動

法人日本歯科保存学会、一般社団法人日本老年歯科医学会が合同で2023年1月に発表した「フッ化物配合歯磨剤の推奨される利用方法」によると、**歯が生えてから5歳までは、フッ素濃度が1000ppmのものを適量**（歯が生えてから2歳までは1～2㎜程度、2～5歳までは5㎜程度）、**6歳以上は、1500ppmのものを1.5㎝～2㎝程度を推奨**するとなっています。

また念のため、子どもには子ども用の歯磨き粉を選びましょう。

研磨剤と発泡剤に注意

研磨剤（清掃剤）が強力な歯磨き粉を使う場合、電動歯ブラシの使用や磨き過ぎは、歯や歯ぐきを痛めつける原因となります。

研磨剤は効率的に歯を清掃できる成分ですが、歯に傷をつけ、汚れが入り込む溝をつくったり、知覚過敏の原因となったりします。

できれば、研磨剤が配合されていない歯磨き粉を選び、そのぶん時間をかけてブラッシングしてください。

また、発泡剤が配合されていると、口のなかに泡が広がります。清涼感を得られるのはいいのですが、歯磨きの質を下げる原因にもなるので注意が必要です。なぜなら、泡が広がっただけで、よく歯を磨いた気分になってしまうからです。

低発泡のタイプを選びましょう。

体に悪い成分を避ける

歯磨き粉の種類はたくさんありますが、市販のものであっても価格が高いぶん効果の高い成分が配合されているものもありますし、歯科クリニックで販売するプロフェッショナル用の製品もあります。

たかが歯磨き粉と思われるかもしれませんが、毎日、しかも通常は1日3回以上は、口のなかに入れるものです。

ですから、その成分にはこだわるべきだと思い、わたしは当クリニックのオリジナル歯磨き粉も開発しました。

どの歯磨き粉を選ぶのか迷われるかもしれませんし、いろいろと見解があるかとは思いますが、わたしが**特にポイントとしてあげるのが、次の3つの物質が入っていないもの**です。

泡立ちに寄与する「ラウリル硫酸」は、発がん性があると報告され、ヨーロッパではあまり使われていません。また、保湿剤の「プロピレングリコール」や研磨剤としてよく使われる、「水酸化アルミニウム」などが入っているものも避けたほうがよいでしょう。

歯磨き粉は、どうせ吐き出すから、あまり関係ないのではと思うかもしれませんが、口の中は、粘膜でできているデリケートな部位ですし、唾液と一緒に歯磨き中に飲み込んでしまう可能性もあります。

口腔粘膜から吸収されるという危険性もあるので、できるだけこれらの物質が入っていないものにするのが、よいのではないでしょうか。

Q 小さい子の歯磨きのポイントはどこにある？

A 歯磨きを嫌がらない習慣付けを行いましょう

子どもの場合、乳歯が生えはじめる生後6カ月ごろから歯のケアが必要になります。特に、子どもの乳歯はエナメル質が薄く唾液による再石灰化の働きも弱いため、できるだけ歯の汚れを落とし、フッ素配合の子ども用歯磨き粉でダメージをカバーしてあげることが欠かせません。

そうはいっても、子どもは簡単にいうことを聞いてくれません。それでも、遅くとも3歳くらいまでには、自分で歯ブラシを持って歯を磨く習慣を身につけてもらうべきだと考えます。

そのためにも、生後6カ月ごろから「歯を磨く習慣づくり」をはじめていきましょう。

しかし、**生後6カ月では、まだ乳歯が数本出てきたかどうかという段階です。歯ぐきにあたっても痛くないように、歯ブラシではなく、ガーゼ磨きやゴム製の指ブラシによる歯磨き**をはじめてください。

この段階では、汚れをきっちり落とすことよりも、歯磨きに慣れてもらうことが目的です。痛くないよう軽い力で優しく磨き、うまくいかなくても怒ることなく、楽しい雰囲気を心がけてください。YouTubeなどで**子ども用の歯磨きソングをかけて磨く**のも、気分が楽しくなっていいと思います。

少し慣れてきたら、乳歯用の歯ブラシを持たせ、自分で歯ブラシを口に入れることに慣れさせましょう。親は仕上げ用の歯ブラシを使い、仕上げを行います。

2歳前後のイヤイヤ期に入ると、ジタバタしたり逃げたりして、仕上げ磨きが難しくなってきますので、痛くないように注意を払いながら、しっかりと子どもの体を固定して磨くことがポイントです。

少しかわいそうにも思えますが、次のような方法で押さえてください。

イヤイヤ期の子どもの歯の磨き方

❶親は、足を伸ばした姿勢で座る
❷親の両足のあいだに子どもの頭がこちら（親側）にくるよう仰向けに寝かせ、開いた両腕の上に親の両太ももを乗せて押さえ込む
❸利き手で歯ブラシを鉛筆持ちし、反対の手で唇を広げて磨く
❹磨く歯の順番を決める（例　表側：上左　↓　上前　↓　上右　↓　裏側：上左　↓上前　↓　上右　↓　下の歯という具合に）。順序を決めると、子どもも順序を理解して終わるまで待てるようになります。

乳児・幼児期の子どもの歯磨き習慣は、虫歯予防はもちろん、健全な歯並びをつくるためにも大切なことです。

子ども向けの歯磨き指導やサポートに力を入れている歯科クリニックもありますので、早いうちから子どもの歯科健診をスタートしてください。

第 6 章

歯と歯ぐきを長持ちさせるために必要な栄養は?

体の不調、栄養で防げるならそれが一番

40代、50代にもなるとさまざまな体の不調が出てくるようになるため、その不調にあわせて薬を飲んでいる人は多いでしょう。

しかし、薬を飲むことが習慣になっていたら、歯や歯ぐきにも注意が必要です。

というのも、クリニックで何百、何千人もの患者さんの口のなかを見ていると、薬の副作用が原因と考えられる歯の所見が見られるからです。

例えば、タバコを吸うと血流が悪くなるので歯ぐきの血流も下がります。すると、免疫力が落ちて歯周病が加速しますし、栄養が行き届かないので歯肉の回復力も落ちて痩せていく傾向にあります。

それと同じように、**飲んでいる薬に骨を弱くする副作用があれば、歯ぐきのなかの歯槽骨も弱って歯周病になりやすくなるし、それにともない、歯ならびも悪化しやすくなります。**

飲んでいる薬に腸内環境を悪化させる副作用があれば、セロトニンという快感物質が減少してストレスが増大し、食いしばりや歯ぎしりをするようになり、歯を傷つけるということも考えられます。

医師が、「この薬は○○を悪くする可能性がありますからね」と副作用を説明する薬を長期にわたり服用していると、回り回って思わぬところに影響を与えるということです。

そうはいっても、あきらかなエビデンスもないのに、「その薬は歯を悪くする可能性があるからやめてください」などといって患者さんを不安にさせるわけにもいきません。ですから、患者さんの服用歴を踏まえて歯科医としての治療プランを考え、それとなく注意を促せば、十分に歯科医としての役割を果たしたといえるでしょう。

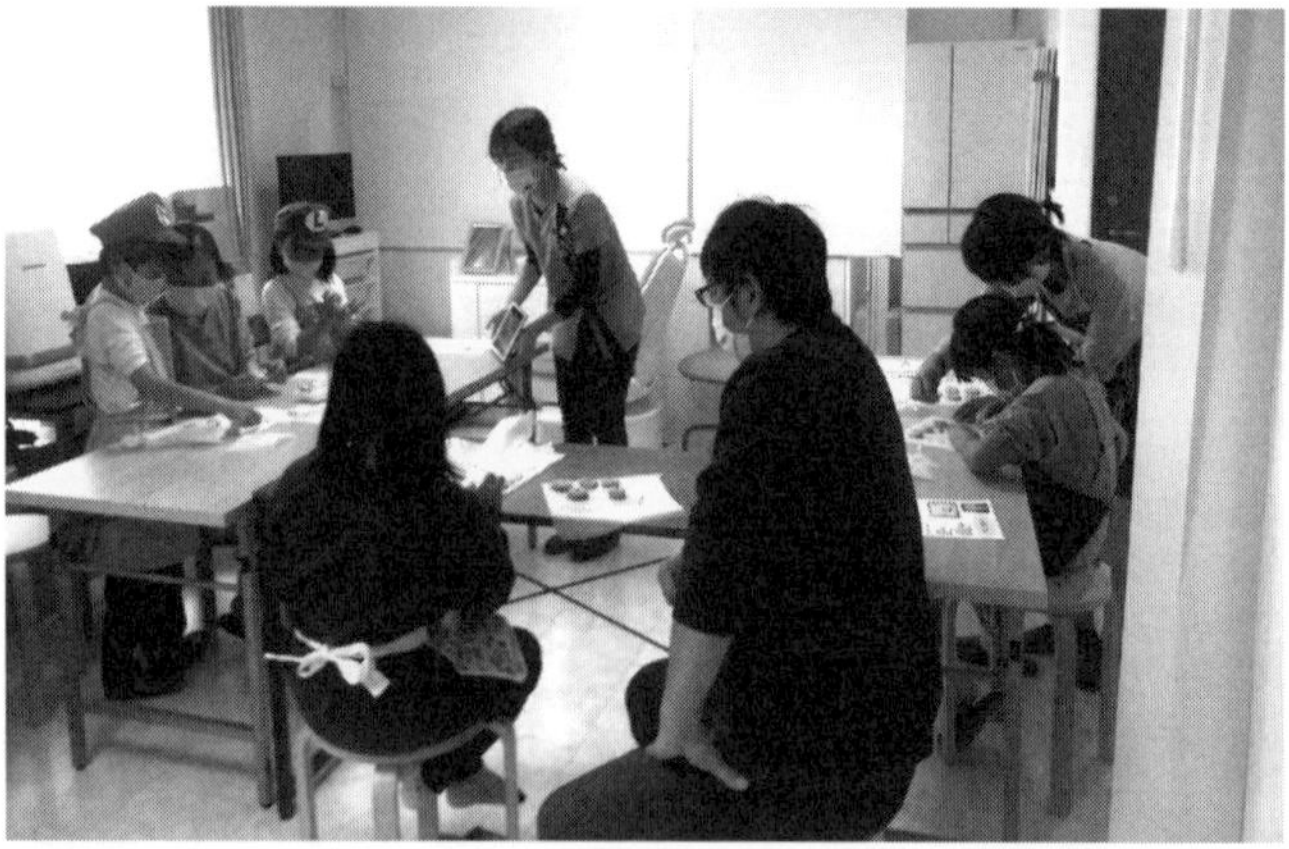
食育の一環で、ハロウィンの時期に行ったクッキーづくりの様子

ですが、わたしの場合、それでは我慢ができなくなってしまいました。

もともと、「歯をただ治す」のではなく、「地域の健康レベルを引き上げたい」という地域医療の貢献を目的として歯科クリニックを開業したので、そこにつながるアプローチをするべきだと思い立ったのです。

そこで、薬に頼らなくてはならない体になる前に「体の不調を栄養でできるだけ防ぐ」ということを目的に、管理栄養士をクリニックのスタッフに迎え、インナーケアとしての栄養療法をはじめました。

また、子どもたちには、食の大切さを、

楽しみながら学んでもらおうと考え、わたしのクリニックでは、管理栄養士が中心となって、食育のイベントを開催しています。

歯科と管理栄養士の連携による栄養療法

当クリニックで行う栄養療法は、次のふたつです。

❶歯の健康の観点で不足する栄養の補給
❷「オーソモレキュラー栄養療法」に基づく、栄養からの体質改善

❶は、口腔内検査によって、食生活による栄養不足が歯や歯ぐきに影響を与えているとわかった場合に、歯科医、歯科衛生士、管理栄養士が連携し、生活指導と合わせて医療用サプリメントを推奨します。

❷は、カウンセリングを通じて栄養学の観点で不調などの悩みを解決するアドバイスと、サプリの提案を行うサービスです。

患者さんがなんらかの不調や疾患にいたる前に、口腔内で予兆が出ていることをはじめ、生活習慣や食習慣でリスクがあると感じることに対し、栄養の観点でサポートしていこうということなのです。

栄養療法によって歯や歯ぐきの状態が改善する

栄養療法を開始すると、実際に患者さんの歯の状態が改善していくケースが多く見られました。

例えば、**歯磨きもちゃんと怠らずにやっていて歯周病の進行はさほどではないのに、異様に歯ぐきの出血が多かった患者さんは、バランスよくビタミンやミネラルを摂取することで症状が改善**していきました。

また、唾液の量が少なくてドライマウス気味だった患者さんは、亜鉛やマグネシウムを中心としたミネラル、たんぱく質など、唾液の材料をサプリで供給することで口のなかに潤いが戻ってきました。

いずれも栄養療法において中心となるのは、管理栄養士です。そこでこの章では、当クリニックでお世話になっている管理栄養士に質問をするかたちで、栄養療法のノウハウをみなさんに紹介していきます。

Q 歯と歯ぐきの健康を守る食生活とは

A バランスのいい食事の基本は「マゴワヤサシイ」

「マゴワヤサシイ」とは、和食の食材の頭文字を覚えやすく語呂合わせにしたものですが、栄養管理において、日本人はとても恵まれていると感じます。

「一汁三菜」を基本とした自国の伝統的な食事スタイルが、世界から絶賛されるほど理想的な栄養バランスだからです。

このあと、歯と歯ぐきにとって重要性の高い栄養素について説明しますが、日常の食事において「マゴワヤサシイ」にあてはまる和食をベースに多品目の食材をとっていれば、そこまで心配する必要はないでしょう。

適度な糖質、豊富なビタミン、ミネラル、そして、体にいい油脂によって抗酸化力の高い栄養摂取ができます。

逆に気をつけたいのは、パスタ、ラーメン、ファストフード、スイーツなどに代表される、糖質過多で質の悪い油脂が多く含まれた栄養の偏ったメニューを中心とした食生活を送ることです。

「あ、自分は後者かもしれない」と思う人は、意識を高く持ってほしいと思います。

「マゴワヤサシイ」食材

マ　豆類　みそ、納豆、豆腐などの大豆製品は、マグネシウムやたんぱく質が豊富

ゴ　ゴマ　ゴマやナッツなどの種実類は、抗酸化物質やミネラルが豊富

ワ　ワカメ　ワカメや昆布などの海藻類は、抗酸化物質、ミネラル、食物繊維が豊富
ヤ　野菜　ビタミン、ミネラル、食物繊維が豊富
サ　魚　肉類とは異なり、青魚にはオメガ3という体にいい油脂が含まれる
シ　椎茸　不足しがちなビタミンDを豊富に含む
イ　イモ　食物繊維が豊富。ただし、食べ過ぎによる糖質過多には注意が必要

栄養は「バランスのいい食事」が基本

サプリメントは、ドラッグストアやコンビニエンスストアなど、いまではどこでも手に入るようになりました。だからこそ注意したいのは、過剰摂取です。いくら体にいい栄養素でも、ものによっては過剰摂取が健康を害する可能性があるからです。

また、栄養素というのは、**目的によって「〝一緒〟に摂取しないと効果が薄いもの」があります。**

例えば、貧血を改善しようとして赤血球の材料となる鉄のサプリだけを飲んでも、その改善は困難でしょう。

なぜなら、鉄がたんぱく質に乗って運ばれるには銅が必要ですし、赤血球の生成を促す葉酸やビタミンB_{12}、赤血球の合成に欠かせない亜鉛なども必要であり、「単に赤血球を増やす」ためだけに、実はいくつもの栄養素の働きが絡み合っているからです。

当たり前のことかもしれませんが、サプリメントだけ飲んでいたらどんな食事をしても大丈夫というわけではありません。

あくまでも、**栄養を補充する役目を担うのは食事であり、サプリメントは、そこで足りない栄養素を補充するために、取り入れるもの**だということです。

そのことさえしっかりと抑えておけば、健康な体づくりに、サプリメントも大いに役に立つでしょう。

Q 糖質ばかりの食事、いったいなにが悪いの？

A 歯ぐきを含む全身の細胞を「糖化」させます

近年、「糖質制限」「糖質カット」という言葉を見聞きするようになりました。

糖質とは、炭水化物から食物繊維を除いたもののことで、果物や野菜などの甘味のもとであるブドウ糖や果糖、砂糖の成分であるショ糖のほか、米やパン、根菜類に含まれるデンプンやグリコーゲンなどのことです。

スイーツが糖質だといわれるのは、砂糖などの甘味料のことを指し、米やパンを糖質というのは、デンプンなどのことを指しているというわけです。

糖質を摂取すれば**血糖値が上昇**しますが、膵臓《すいぞう》から分泌されるインスリンの働きによって細胞にエネルギーとして吸収され、血糖値は自然に低下していきます。また、エネルギーとしても余るようなら中性脂肪に合成されて脂肪に蓄えられます。

しかし、インスリンの作用が間に合わないほど糖質を過剰に摂取し続けていると、インスリンの分泌量や効果に障害が起こって血糖値が下がりにくくなります。これがいわゆる、2型糖尿病です。

糖尿病で怖いのは、慢性炎症と動脈硬化です。

肥満の脂肪組織からは炎症性サイトカインが生み出され、全身の細胞を炎症させます。また、血糖値が下がりにくいため、血管内にあふれた糖質と炎症性サイトカインが血管壁を傷つけて動脈硬化を引き起こし、それが心筋梗塞や脳卒中などの致命的な症状につながることもあるので注意が必要です。

糖尿病はそのほかにも、網膜症、心疾患、認知症の原因になるなど、全身の血管と臓器の疾患（合併症）を招くものです。

「糖化」は全身の細胞も歯ぐきも弱らせる

糖尿病がさまざまな合併症を引き起こす原因は、血糖によるたんぱく質の「糖化」

という現象です。

過剰に血管内であふれかえった糖質は、体内のあらゆるたんぱく質と結合して糖化という変性を引き起こし、たんぱく質を、ＡＧＥｓ（蛋白糖化最終生成物）という細胞の老化を促進させる物質へと悪玉化させるのです。

血管の細胞のたんぱく質が糖化すれば、血管は弱って動脈硬化の一因となります。同様に、全身の内臓の細胞を糖化させ細胞を働けなくすることで、やがて内臓の組織的な機能を失わせていくのです。

また、細胞の糖化によって生じるＡＧＥｓは、全身を巡ってほかの細胞をも老化させます。

さらには、内臓疾患だけでなく見た目の老化にもつながります。糖化によって肌のコラーゲン繊維が破壊されれば肌は弾力を失い、髪が糖化すればバサバサの髪質になり、老けた印象を与えます。

そして、**歯ぐきも糖化の影響を免れられません**。糖尿病が歯周病を加速させる要因は、この糖化ではないかと考えられています。

つまり、**糖質の過剰な摂取は、虫歯の原因になるだけでなく歯周病の進行や歯ぐきの劣化ともつながっている**のです。

糖化は糖尿病患者だけの現象ではない

糖尿病にかかっている人はインスリンの働きが弱いため、食後に血糖値が急激に上がりやすく、高止まりするため糖化が起きやすいのですが、健康な人に起こらないわけではありません。

インスリンによる血糖値の制御が正常でも、糖質を過剰に摂取すれば糖化は起こり得ますから、過剰な摂取には注意すべきでしょう。

また、インスリンによる糖質のエネルギー代謝では、ビタミンB1を消費します。

そのため、ビタミンB1が不足していれば糖質がエネルギーに代謝されず、疲労感や血糖値が下がらない原因となります。

食後の血糖値上昇を抑える食事のポイント

糖尿病ではない健康な人でも、食後は血糖値が上昇し、インスリンがそれを食い止めています。インスリンの働きが追いつかないほどの「急上昇」にならないよう、食事に注意を払うことが糖尿病と糖化の予防につながります。

そのためのポイントをまとめました。

食事の際は野菜や肉から先に食べる

野菜や肉類など、食物繊維やたんぱく質が主体の食品から食べはじめると、そのあとに糖質を食べても血糖値の急激な上昇を抑えることができます。

主食は「白いもの」より「褐色のもの」を選ぶ

白米や小麦粉など、精製によって不純物を取り除いた「白い主食」は、急激に血糖値を高めやすい食材です。主食を、精製度の低い玄米や全粒粉などの「褐色の主食」に置き換えると血糖値の上昇を抑えられます。

よく噛んで食べる

咀嚼回数を増やすと満腹感が得られて食べる量が抑えられるだけでなく（＝糖質の量も減る）、食後のエネルギー代謝も増すことで、食後の血糖値を抑えることができます。

食後に軽く運動をする

食後30分～1時間くらいのあいだに軽い運動をすれば、糖質がエネルギーとして消費され、血糖値の上昇を抑えることができます。ただし、食後の激しい運動は胃に負担をかけるため、人と会話できる程度の有酸素運動がいいでしょう。軽く歩く程度で十分です。

甘い清涼飲料水は控える

一般に販売される缶やペットボトルの清涼飲料水の多くに、ブドウ糖果糖液糖という甘味料が使われています。トウモロコシのデンプンを化学処理してつくられる糖質で糖化を起こしやすく、2型糖尿病のリスクを高めるという調査結果も出ています。

Q 強い歯に必要な栄養素とは

A カルシウムとマグネシウム、ビタミンA・C・Dを摂取

歯を強く保つために必要な栄養素は、主に「カルシウム」などのミネラルと、「ビタミンA・C・D」です。**歯は骨なので主成分としてカルシウムが必要ですが、それだけでは歯の強化につながりません。**

摂取したカルシウムは胃酸によってイオン化され小腸で吸収されますが、その際にビタミンDと「マグネシウム」を必要とします。

これらの栄養素は、歯のほか、顎の骨や歯ぐきの内部で歯を支える歯槽骨の新陳代謝にも必要不可欠なものです。特に、マグネシウムは不足しやすい栄養素なので意識しましょう。

また、**ビタミンA・Cは、歯の表面のエナメル質やその内側の象牙質のもととなる成分として、カルシウムとともに虫歯に負けない強い歯をつくることに貢献**します。

強い歯に必要な栄養素が多く含まれる食材

- ビタミンA……卵、バター、レバー、ニンジン、ほうれん草など
- ビタミンC……多くの果物や野菜に含まれるが、熱に弱いため生を推奨
- ビタミンD……干し椎茸といったキノコ類、イワシなど。また、適度に紫外線にあたることで体内にビタミンDが生成される
- カルシウム……牛乳、小魚、緑黄色野菜など。小魚はビタミンDも含むのでおすすめ
- マグネシウム……玄米、雑穀、ナッツ類、ひじきなど

Q 歯周病を予防する栄養素はある？

A コラーゲンを生成する栄養素で歯ぐきを強化

歯を支える歯ぐきの歯肉、歯ぐきの内側で歯槽骨と歯根をつなぐ歯根膜といったものも、必要な栄養素が不足すれば、新陳代謝や細胞組織の回復ができずに痩せて弱ってしまいます。

歯肉や歯根膜の材料となるのは、皮膚などと同じくコラーゲンです。歯周病に負けない強い歯ぐきでいることはもちろん、歯周病による炎症ダメージから回復するためにも必要な成分です。

このコラーゲン生成の材料となる、「たんぱく質」「ビタミンC」「鉄」を積極的に摂取していきましょう。

食事にスープを足して歯ぐきの栄養を手軽にとる

生涯にわたって口腔内環境を保つには、歯ぐきが大切です。現在、すでに義歯を入れている人も、歯ぐきの健康状態を保つことで義歯の安定感も変わってきます。

そこで、**手軽にコラーゲンの生成に必要な栄養素を摂取できるスープ**を考案しました。スープは煮込むだけで簡単にできますし、多くの食材を一気に摂取できる素晴らしい料理です。

加熱して水に溶け出す栄養素も、スープなら逃さずにとることができます。

忙しいために、食事が外食やテイクアウト中心になってしまう人も、あまり料理が得意でない人も、歯と歯ぐきが弱って咀嚼力に欠ける人も、スープで歯ぐきの強化を図っていきましょう。

今回、外部の管理栄養士さんにも協力を依頼し、歯ぐきの健康にいいスープを考案しましたので、ぜひ試してみてください。

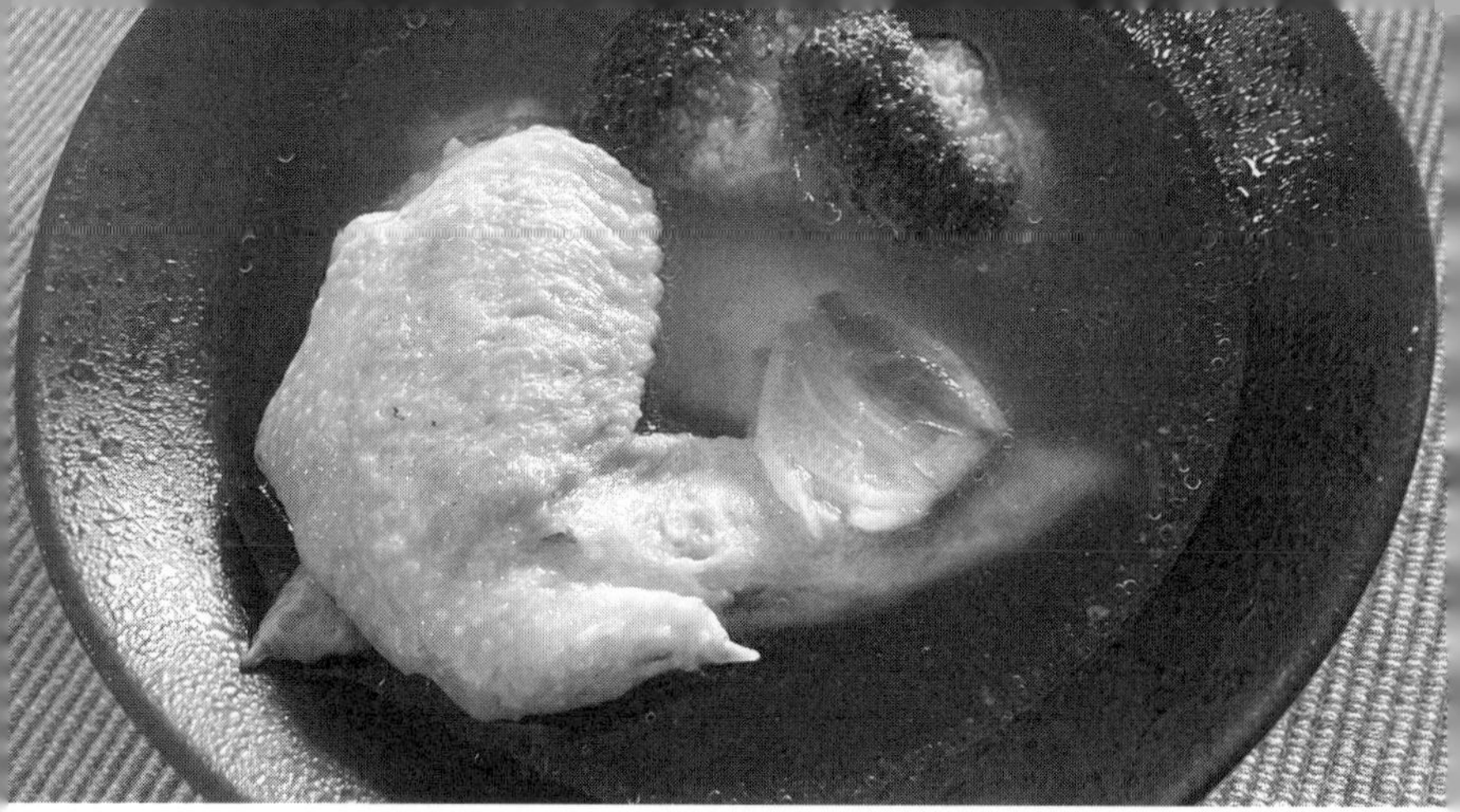

手羽先とブロッコリーのスープ

材料・分量（4人分）

- ブロッコリー……1/4房
- 手羽先……8本
- ニンニク……1片
- 胡麻油……小さじ1
- 塩……小さじ1
- 鶏ガラスープの素……大さじ1/2
- 水……800ml

つくり方

1. ニンニクをスライスする。ブロッコリーは小房に分け、さっとゆでておく
2. 鍋に胡麻油を入れ、そこにスライスしたニンニクを入れて香りが出てきたら手羽先を入れ、焼き色がつくまで表面を焼く
3. 水を加えて、手羽先がやわらかくなるまで煮込む
4. 調味料を加えて味を調え、最後にブロッコリーを加えてひと煮たちさせる

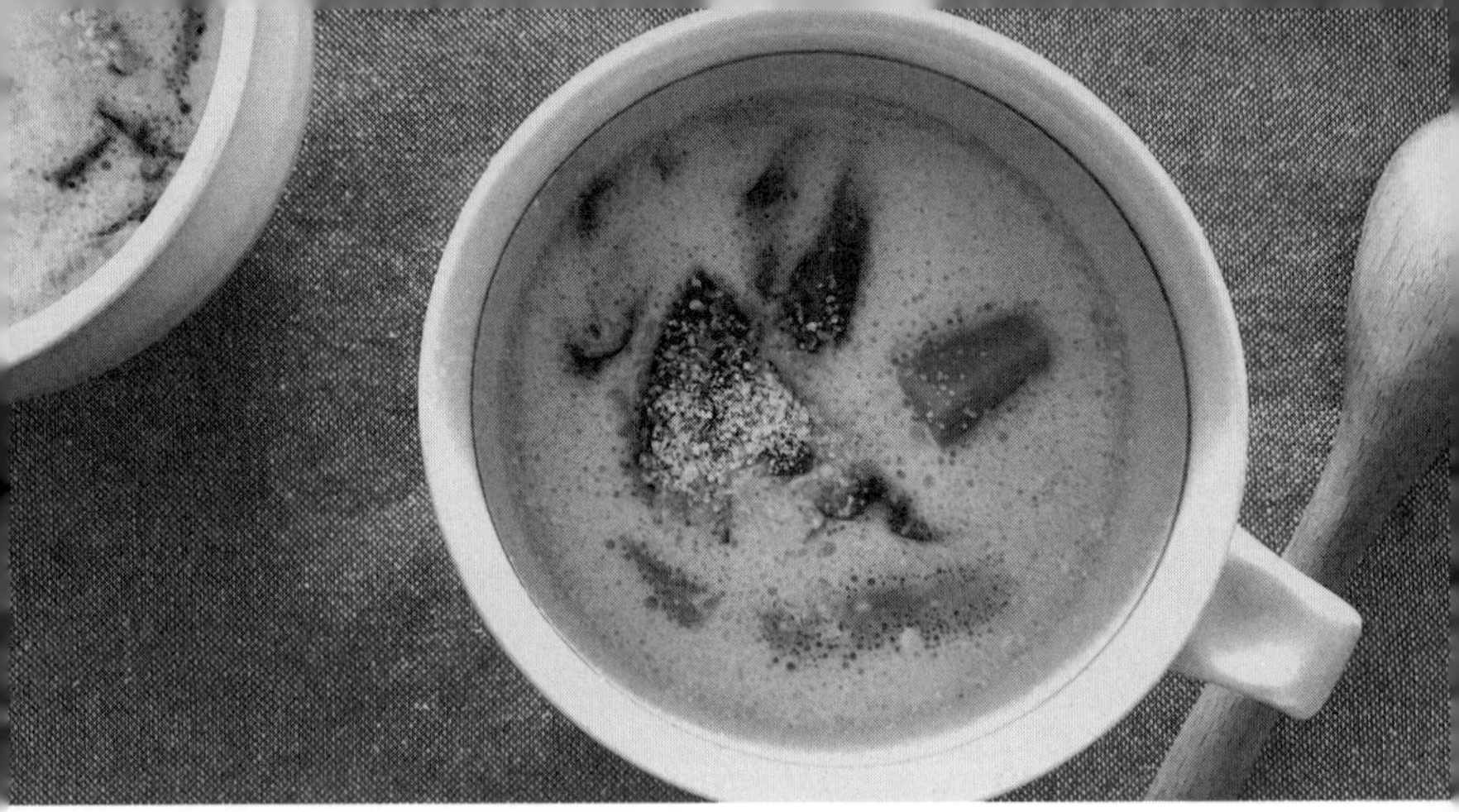

あさりと豆乳のみそスープ

材料・分量（4人分）

- あさり（むき身）……100g
- 長ネギ……1本
- ニンジン……1/4本
- 小松菜……100g
- 無調整豆乳……600ml
- みそ……40g
- 顆粒出汁……小さじ1
- バター……20g

つくり方

1. 長ネギを7㎜幅の輪切りにし、ニンジンは1㎝角のさいの目にカットしておく
2. 小松菜をさっとゆでて2㎝幅にカットする
3. 鍋にバターを入れ、長ネギ、ニンジンを加えて長ネギがしんなりするまで炒める
4. あさりを加え（汁気のある場合は汁ごと）豆乳を加えて弱火で煮る
5. ニンジンがやわらかくなったら、出汁、みそを加えて味を調える
6. 小松菜を加えてひと煮たちさせる

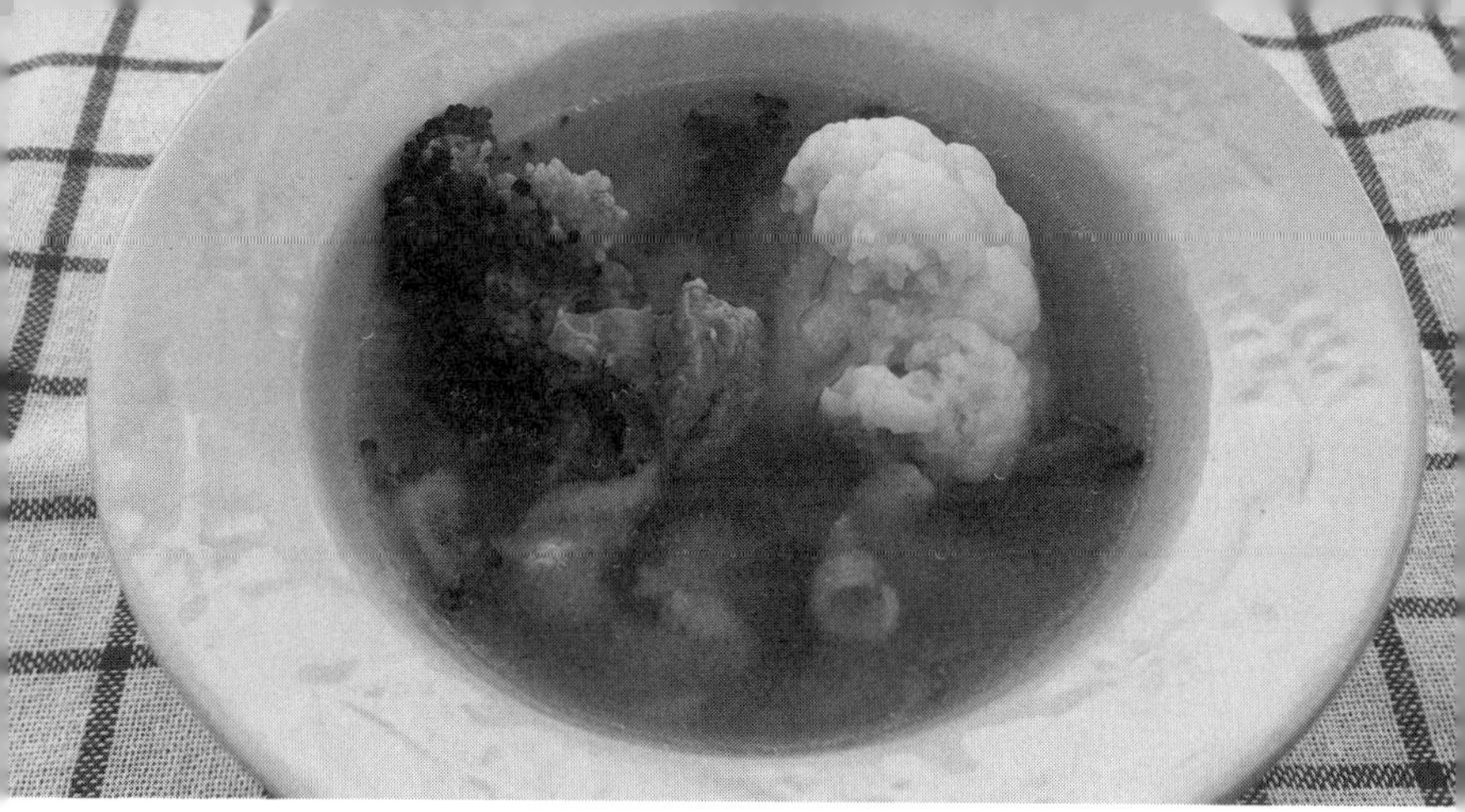

花野菜と鶏肉のスープ

材料・分量（4人分）

- ブロッコリー……100g
- カリフラワー……1/2個
- 鶏こま切れ……100g
- タマネギ……1/2個
- オリーブオイル…大さじ1
- コンソメ……小さじ2
- 水……800ml
- 塩……適量
- パルメザンチーズ…適量

つくり方

1 ブロッコリー、カリフラワーを小房に分けておく

2 鶏肉を食べやすい大きさにカットして、タマネギはみじん切りにする

3 鍋にオリーブオイルを入れて、鶏肉とタマネギを、鶏肉に火が通るまで炒める

4 3に水とコンソメを加えて煮立ったら、ブロッコリーとカリフラワーを加えてやわらくなったら塩で味を調える

5 器によそって、好みでパルメザンチーズをふりかける

Q ドライマウスに有効な栄養素は?

A たんぱく質とビタミンB群をとるようにしましょう

ドライマウスは、唾液の分泌量が減っていつも口のなかが乾いた状態になる症状です。唾液による自浄作用が働かないので口腔内細菌が繁殖してしまい、虫歯、歯周病、口臭のほか、粘膜の疾患の原因にもなるものです。

また、**口のなかが乾燥していると誤嚥も起こりやすいため**、適切な治療が要されます。

ドライマウスの原因には、主にストレスによる唾液の減少、口呼吸による乾燥といったものが挙げられます。そのほかにも、全身疾患や薬の副作用によって起こる場合もあります。

粘膜の強化には、たんぱく質・ビタミン・亜鉛・マグネシウムが効果を発揮

粘膜もコラーゲンでできているため、**歯ぐきの栄養素として紹介した「たんぱく質」「ビタミンC」「鉄」は粘膜の再生にとっても不可欠な栄養素**です。

前述したスープのレシピを活用して毎日の摂取を心がけながら、粘膜の強化に重要な栄養素も覚えておきましょう。

たんぱく質

たんぱく質は、わたしたち人間の体をつくるための、あらゆる細胞の材料となるものです。**粘膜や歯ぐきも、ターンオーバー（再生）においてたんぱく質が不可欠**ですし、粘膜でウイルスや細菌と戦う免疫細胞もたんぱく質が不足すれば生み出すことができません。肉、魚、大豆製品など、たんぱく源の摂取は栄養管理の大前提と考えておいてください。

ビタミンB群

ビタミンB群は、粘膜の再生と保護にかかわっています。

ビタミンB_2とビタミンB_6は粘膜の再生に必要な栄養素を代謝し、健康な粘膜を維持することに寄与しています。

そのため、**口内炎や口角炎の予防・改善にも欠かせません。**

また、唾液に含まれるコルチゾール（ステロイドホルモンの一種）には、粘膜などの炎症を抑える効果がありますが、ビタミンB_1、パントテン酸（ビタミンB_5）がその分泌にかかわっています。

Q **原因不明の疲労感や不調の正体は？**

A **ビタミンB群の不足が原因の場合があります**

若いころは平気だったのに、年齢を重ねてからはむかしのようにラーメンやパスタなどを食べ過ぎると、どっと疲れを感じることはないでしょうか。

これは、糖質を食べたことで血糖値が急激に上昇し、それに対してインスリンが一気に働いて逆に血糖値が急降下することで、一時的に低血糖状態になって疲労感やだるさ、眠気が生じているからです。

そのような糖質に偏った食生活を繰り返していると、疲労感や不調が常態化することがあります。202ページでも説明しましたが、インスリンが糖質をエネルギー代謝する際に、ビタミンB群を消費します。

糖質の代謝によってビタミンB群が不足すると、糖質をエネルギーにうまく変換できず、いつも疲れを感じるようになります。

また、ビタミンB群はアルコールの代謝にもかかわっているため、よくお酒を飲む人も不足しやすくなります。

ビタミンB群は、セロトニンやドーパミンなど心身の活性化にかかわる脳内物質の材料でもあるため、「やる気が出ない」「日中も眠い」というだけでなく、

「気分が落ち込む」「イライラしやすい」「睡眠の質が低下した」といったメンタルの症状にも影響します。

ビタミンB群はセットで補給すると効果的な栄養素

ビタミンB群というのは、ビタミンB_1、ビタミンB_2、ビタミンB_6、ビタミンB_{12}、ナイアシン、パントテン酸、葉酸、ビオチンの8種類のことを指します。

それぞれ、体のなかで果たす役割は異なりますが、「総合的な意味でのビタミンB群」として、それら栄養素を意識的にセットで補給するといいと思います。

栄養素は、基本的に単独で効果を発揮するわけではないことを197ページでも伝えました。

ビタミンを運ぶためにミネラルが必要だったり、代謝の際に別の栄養素が必要だったりします。

そんな栄養素のなかでも、ビタミンB群は、とりわけビタミンB群のなかで互いをサポートし合う傾向があるので、群でとらえて一緒に補給したほうがいいのです。

そのため、多品目の食事でバランスよく摂取するか、サプリであればビタミンB群としてまとめて摂取できるものを選ぶことがポイントになります。

おすすめの食材としては、**豚レバー、豚肉、鶏肉、サバ、カツオ、マグロ、うなぎ、枝豆、納豆**といったところでしょうか。

ビタミンB群の不足を補うことが、歯と歯ぐきの健康にもつながる

ビタミンB群は、口腔内粘膜や歯ぐきの再生にもかかわっている栄養素ですから、直接的に歯周病の促進にもつながっていくものです。

しかしそれ以上に、〝間接的〟な意味で、歯と歯ぐきへの影響が大きいと感じています。

ビタミンB群の不足は、疲労感、そしてメンタルへの影響からくるストレスの増加

を招き、さらに血糖値の調整も困難になることで、高血糖と低血糖を乱高下《らんこうげ》するといった症状も促します。

血糖値が乱高下を繰り返すことで、糖質過多な食事や間食なども増えていきます。また、ストレスによる食いしばりや歯ぎしりなども生じますので、歯と歯ぐきの健康管理にマイナスな影響が多くなります。

いずれも内科の領域にあたる症状ですが、歯科クリニックでも、サプリメントの処方や食事指導によっても解決を目指していくことで、患者さんの全身の健康、QOL（クオリティ・オブ・ライフ）の向上につながるサポートが可能です。

当クリニックのように、「オーソモレキュラー栄養療法」など栄養学によるアプローチを取り入れている歯科クリニックは全国にありますから、お近くのクリニックで相談してみてください。

第7章

歯と歯ぐきの健康を守る生活習慣

家で簡単にできる、歯と歯ぐきを守るマッサージ＆ストレッチ

歯周病を進行しにくくしたり予防したりするための体質づくりに必要なのが、つねに唾液たっぷりで潤った口になることです。

これまで何度も述べてきた通り、口が乾くことで、唾液で口の中の細菌を洗い流す作業が少なくなり、口の中の細菌が増えて、歯周病や虫歯が進行するからです。

唾液を出すための４つの習慣

では、唾液たっぷりの口になるためにはどうすればいいのか。そのための習慣を紹介しましょう。

水分補給

体の水分が不足すると、唾液の分泌量も減少します。いたって単純なことに思えますが、口内が乾燥する意外と多い原因といえます。成人は汗、呼吸、尿、便によって1日に平均で約2・4ℓの水分を失うとされます。

体内の水分の平衡を保つには、活動レベルが低い人で1日に2・3ℓ〜2・5ℓ、活動レベルが高い人で3・3ℓ〜3・5ℓを飲料や食事から摂取する必要があるといわれています。

また、水分のみの補給の目安では、平均で1日1・5ℓが最低限として必要です。

キシリトールガムを噛む

噛むという行為によって唾液腺を刺激し、唾液の分泌を促すことができます。お手軽な行為としては、ガムを噛むことが効果的。

ただし、市販のガムばかりを噛むと糖質が虫歯のもととなるため、歯科医としては歯科クリニックで販売されているようなキシリトール100%配合のガムで虫歯予防を併せて行ってほしいところです。

食事の咀嚼回数を増やす

咀嚼は唾液の分泌を促しますから、食事の際の噛む回数も意識的に増やしましょう。唾液には酸を中和する効果があり、食べ物の酸を中和して虫歯を予防してくれます。また、咀嚼回数を増やせば、満腹中枢が刺激されて食べ過ぎを予防することもできます。

唾液腺マッサージ

唾液腺を手で直接刺激することで、唾液の分泌を促すマッサージです。唾液腺は舌の下（舌下腺《ぜっか》）、顎の下（顎下腺《がくか》）、耳の下（耳下腺《じか》）がそれぞれ左右で対になって6カ所存在します。舌下腺と顎下腺は親指で、耳下腺は手のひらでマッサージしてみましょう。唾液が絞り出される感じがわかるはずです。

[唾液で口を潤わせるマッサージ]

このマッサージで、唾液をたっぷり出すことが、歯周病、口臭、虫歯予防に大きくつながっていきます。

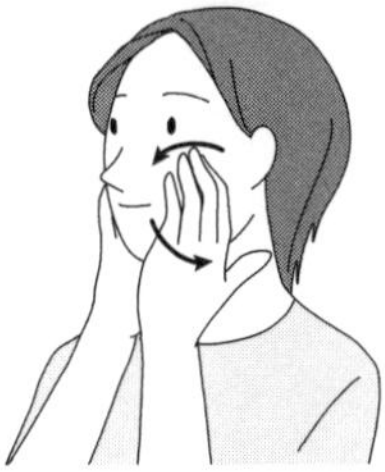

耳下腺マッサージ

手のひらで上の奥歯の周辺を後ろから前に向かって10回ほどぐるぐるマッサージする。

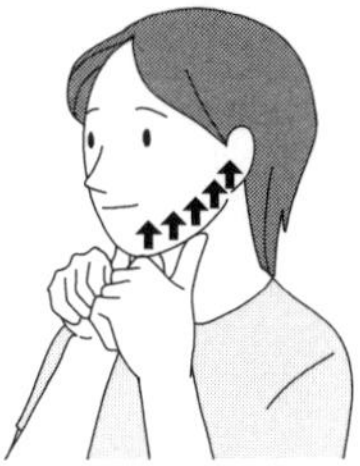

顎下腺マッサージ

顎の骨の内側の左右のやわらかい部分を耳の下から顎の先までの5カ所を、親指の腹で1カ所5回ほどぐっと押す。

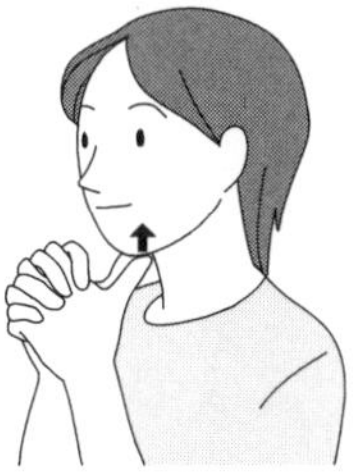

舌下腺マッサージ

顎の先のとがった部分の内側を真下から舌を押し上げる感覚で10回ほどゆっくり押し当てる。

4つの習慣によって唾液を出しても、口呼吸によってすぐに乾いてしまうのでは意味がありません。

舌を鍛える

第1章で、マスク生活が長引くなかで口呼吸が増えている可能性をお伝えしました。子どものころからずっと口呼吸だった人が鼻呼吸に戻すのは、なかなか難しいかもしれませんが、コロナ禍以前までは鼻呼吸だった人なら、まだ鼻呼吸に戻せる可能性があると思います。

そこで、試してほしいのが舌の運動です。

舌は、平常時には上顎側の前歯の後ろが自然なポジションです。

しかし、舌の筋力が落ちると正しいポジションを維持できずに下がってしまい、気道を圧迫して息苦しくなるため、より多い空気を取り込める口呼吸になりやすいといわれています。

舌を鍛えるトレーニングといっても難しいことを考える必要はありません。

例えば舌を思い切って前に出す、十字のように舌を上下左右に動かす、口の中でぐるぐるまわしてみるといったことを、歯磨きが終わったあと、寝る前などに儀式としてやってみてください。

次ページに一例として、「舌十字ストレッチ」を紹介しています。

このようなトレーニングは舌や口まわりの筋肉を鍛え、「誤嚥の予防」「唾液腺の刺激」「小顔効果」「顔のしわ・たるみの改善」も期待できます

[舌の筋肉を鍛えるストレッチ]

このトレーニング以外でも、口の中で舌をぐるぐる回すなど、舌を意識的に動かしてあげることが大切です。

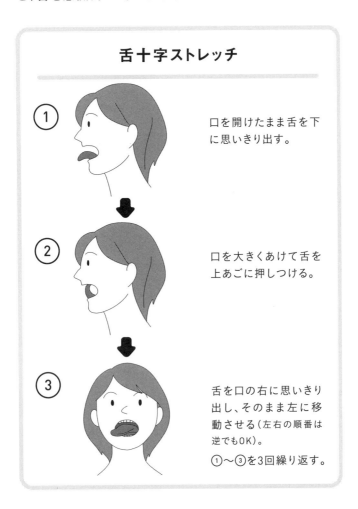

舌十字ストレッチ

①

口を開けたまま舌を下に思いきり出す。

②

口を大きくあけて舌を上あごに押しつける。

③
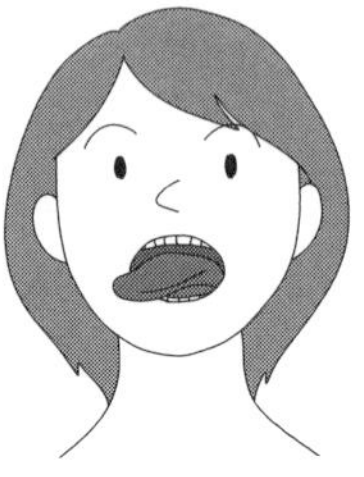

舌を口の右に思いきり出し、そのまま左に移動させる（左右の順番は逆でもOK）。

①〜③を3回繰り返す。

知らないあいだに、あなたの歯と歯ぐきを痛めている習慣

キャベツの千切りなど、集中して料理をするとき、ボーっと考えごとをしているとき、パソコンなどで仕事をしているとき、あなたの歯は、どうなっているか、わかりますか？

上下の歯は離れているでしょうか、それとも、くっついていると思いますか？

そんなことまで意識したことのない人がほとんどではないでしょうか。

しかし、このことが、あなたの歯や歯ぐきにとって重要なポイントとなるのです。

歯周病も虫歯もない、歯ぎしりや食いしばりなどの歯が傷つく癖もない、歯並びや噛み合わせも悪いわけではない。それなのに、歯の表面は欠損し、歯ぐきも痛めつけられて弱ってしまうことがあります。

その原因は、**歯列接触癖（TCH）によって、歯に強い負担が加わっているから**かもしれません。

TCHとは、平常時から上下の歯が接触してしまう癖のこと。歯というのは、平常時には上下の歯に1㎜〜3㎜の隙間を空けているのが正常な状態です。

しかし、平常時から上下の歯が接触していると、軽くあたっているだけでもダメージが蓄積し続け、歯や歯ぐきを損傷します。さらに、その損傷が歯周病の悪化の原因にもなるのです。

TCHの原因は、噛み合わせやストレスであるといわれています。コロナ禍でストレスがたまっているためか、TCHの人が、ここ数年で増えたように感じています。

本来は歯と歯が接触する時間は、咀嚼の瞬間などを合わせて1日に20分程度といわれています。それがTCHだと、1日に数時間、十数時間にもなって毎日を過ごすため、悪影響が出てしまうというわけです。

自分がTCHかどうかを、簡単にチェックできる方法をお伝えしましょう。

❶正面を向き、唇を閉じた状態で、上の歯と下の歯を少し離します。
❷その状態で、口に違和感がないか。数分たっても維持できそうか。
もし、噛み合わせないと違和感があるのなら、TCHの可能性があります。

このTCHや、先に伝えた噛み合わせの問題は、自分ではなかなか気がつかない症状です。歯科クリニックで検査を受け、損傷が大きくなる前に対処をはじめていきましょう。


日常生活のなかでできる改善法もあります。

ひとつは日常生活で視界に入りやすいパソコン画面やテレビのリモコン、洗面台、トイレ、食卓などに**「上下の歯を離してリラックス」などと書いたメモ紙を貼るなどして、意識しやすい環境をつくること**です。

身についてしまった癖は簡単には抜けません。

メモを見て意識することを3カ月～4カ月続けてみてください。

また、目線が下を向き頭が下がった状態だと、上と下の歯が、くっつきやすいので、パソコンでの作業をするときは、**台などを用意して、パソコン画面の位置を上げ、なるべく頭が下がりすぎない状態で作業する**のもいいでしょう。

読書やスマートフォンを見るときもできるだけ頭が下がらないように気をつけてください。

もうひとつ気をつけてほしいのは、頬づえをつく姿勢です。

実際にいま、顎に頬づえをついてみてください。上下の歯が接触していないでしょうか?

頬づえが癖になっていると、歯も癖づいてTCHとなり得ます。

そのほか、ストレスなども要因のひとつといわれています。

TCHは、口まわりの筋肉の緊張や疲労、顎関節への負担が増え、顎関節症、肩こり、頭痛といった症状の原因にもなるといわれています。

最近、ストレスたまっているという方は特に、先述したTCHの簡単チェックを行ってみてください。

歯と歯ぐきの大敵は、やっぱり「ストレス」

「ストレスケア」という領域は、心療内科や神経内科の領域であり、本来であれば歯科医の専門外にあたるものです。

しかし、ストレスの影響は体のあらゆるところに現れますし、それは歯や歯ぐきといった口のなかも同様です。

患者さんの健康をトータルで考えた場合、ストレスケアは避けてはとおれない部分だと考えています。

そこで、ストレスを軸にして、歯と歯ぐきの健康に関連する生活習慣へのアドバイスを伝えていきます。

ストレスによる食いしばりが歯を壊す

ジェットコースターが一番高いところまで登って、これからザーッと下に落ちていこうとする直前、みなさんならどうしますか？　楽しくて仕方ない人は口を開けてワクワクしていますが、絶叫系の乗り物が苦手な人は、目をつむり、身を縮こませてハンドルをガッチリつかみ、歯を食いしばっているに違いありません。

これは、「恐怖」というストレスに対する防衛反応です。体をこわばらせ、危機に備える本能的な行動なのです。

ただし、ストレスの原因は恐怖だけではありません。**仕事の悩みや人間関係のイライラ、体の不調や痛みなど、日常的なストレスに対しても、体をこわばらせ、無意識のうちに歯を食いしばっています。**

こうした歯への過剰な圧力は、歯や歯ぐきなどを壊してしまう原因となります。

・歯の亀裂やひび割れ、歯の根元の破損
・歯の詰め物、義歯や入れ歯の破損
・歯の根元や歯ぐきのダメージによる、歯ならびや噛み合わせの悪化
・顎関節症（顎の関節が狂い、口を大きく開けられなくなる）

食いしばりの力はみなさんの想像以上で、頑丈なはずの義歯や入れ歯をゆがめるだけでなく、歯を根元までまっぷたつに割ったケースもあるほどです。そんな力で日常的に噛みしめていれば、歯の寿命を縮めてしまうのは当然でしょう。

歯ぎしりによる摩耗で「知覚過敏」になる

ストレスによる睡眠中の歯ぎしりも、歯を損なう原因となるものです。
歯と歯で互いを削り合って歯並びがいびつになり、噛み合わせが悪くなれば、歯ぐ

きや顎にも負荷がかかってきます。

また、上の歯と下の歯の接合面がノコギリのようにギザギザになってしまうなど、見た目の美しさも損ないます。

さらに、歯と歯が擦れ合うことで、歯の表面を覆うエナメル質が摩耗していきます。食べ物の温度（熱い・冷たい）や、酸味の刺激が歯の神経に伝わりやすくなり、いわゆる「知覚過敏」の原因にもなるのです。

ストレスが虫歯や歯周病のリスクを高める

歯が欠けたり、エナメル質が摩耗したりすれば、それだけで口内細菌が取りつきやすくなり、歯周病や虫歯の原因となるのはイメージがつきやすいでしょう。

しかし、問題はそれだけではありません。

緊張やイライラを感じると喉が渇くと思いますが、**ストレス過多になると、唾液の分泌量が減ってしまう**のです。

つまり、**ストレスフルな生活を送ると、プラークも乾燥によって硬化し、歯磨きでは落としにくい悪玉菌の巣窟が生まれてしまいかねません。**

当クリニックの患者さんでも、責任ある立場で仕事されている人や、ストレスの強い環境にいる人は、歯周病や虫歯になりやすい傾向があると思います。

毎日のストレスを緩和する習慣を身につける

ストレスフルな生活は、歯に限らず、メンタルヘルス、自律神経、免疫力、血管障害など多岐にわたって悪影響を与えます。

- 自律神経のバランスが乱れ、睡眠の質が低くいつも調子が悪い
- 全身の筋肉に力が入るため疲れやすく、肩や首筋が凝る
- 血圧が高く血流が悪いため、手足の冷えやしびれ、頭痛に悩まされる

・高血圧により血管を損傷し、動脈硬化を引き起こす
・胃や腸などの消化器官の働きが低下し、病気になりやすい体質になる

このように、悪影響は枚挙にいとまがありません。
免疫力の低下にも影響し、新型コロナウイルスなどの感染症への抵抗力も下がるといわれています。

こうした**全身の症状があれば、その痛みや不安がまたストレスになり、歯や歯ぐきへの悪影響に回帰していきます。**

そこで、当クリニックでは、歯科でありながら、定期的にヨガ教室を開催するほか、患者さんが利用できる酸素カプセルを設置しています。
患者さんに好評をいただき、治療を受けずにヨガや酸素カプセルだけが目的で来院する人もいるほどです。

クリニックは田んぼの広がる小さな街にあるので、貴重なリラクゼーション施設と

して利用してくださっているのかもしれません。

これだけのストレス社会ですから、ストレスそのものを感じることは仕方がないことです。

そこで大切なのは、「ストレスを引きずらない」ことではないでしょうか。日中は可能な限りひと息つく時間を持つように心がけて、夕方以降は、軽い運動やストレッチを行ったり、マッサージにかかったりするのもいいでしょう。また、お風呂やサウナで心と体をリフレッシュするのもいいと思います。

ストレスの緩和は、質のいい睡眠の確保から

ストレスフルで疲れた様子の患者さんのなかには、診察台に座った途端にいびきをかいて寝てしまう人もいるほどです。

推測するに、おそらく忙しいあまりに睡眠が足りていないのでしょう。

こういった患者さんの口のなかは、歯周病が進行しているケースが多い傾向にあります。

そもそも多忙から歯科健診に来ることも少なく、マウスケアも十分にできておらず、食生活も乱れているということがよくあるのです。

睡眠不足と歯周病は、糖尿病を通じてつながっている

歯周病と睡眠不足は、直接の因果関係こそありませんが、間接的にはつながっているると考えられます。

どういうことかというと、睡眠時間が不足していると、食欲を抑える「レプチン」というホルモンが減少し、一方で食欲を増加させる「グレリン」というホルモンが増加します。

そのため、無意識に食事量が必要以上に増えて、肥満の原因になるのです。血糖値も高くなり、過食が続けばやがて糖尿病、またはその予備軍への道を突き進んでしまいます。

糖尿病と歯周病に相関性があることは、これまでに何度も伝えてきたとおりです。まだまだ未解明の点もありますが、免疫力の低下による歯周病菌の活性化、炎症性サ

イトカインによる炎症の誘発、糖質による歯ぐきの糖化、ビタミンB群の不足など、ここまでみなさんに説明してきたさまざまな複合要因で歯周病が悪化していくと考えられます。

「糖尿病」と診断されていなくても、その予備軍にいたる食習慣や生活習慣であれば、歯周病に影響を与えます。

睡眠不足なら、まずそれを解決しよう

人間の食欲というのは、必ずしも「レプチン」「グレリン」などのホルモンで決まるほど単純ではありません。

ストレスがあればイライラして好きなものを好きに食べたくなりますし、食事量はそれほどでなくても、自律神経の乱れや腸内環境の悪化で太りやすい体質になっている人もいます。

そもそも、自律神経と腸内環境の乱れの原因がストレスだったりもするので、「生

活習慣」と「メンタル」と「体の失調」の関係性は、どこからメスを入れて改善したらいいのかわからないほどです。

その関係性を断ち切るのに、もっともいいのは「睡眠の改善」ではないでしょうか。

「嫌なことも寝たら忘れる」

「ひと晩眠れば、疲れも吹っ飛ぶ」

これは、大袈裟でもなんでもなく、睡眠の本来の効果です。

人間は睡眠をとることで、体中の細胞を修復して疲労を取り除きます。また、ストレスで疲れた自律神経を調節し、脳内では記憶が整理されます。そうすることで、翌朝は心も体もスッキリして、パフォーマンスを発揮できるようにメンテナンスをしているということです。

そんな都合のいいシステムがあるのに、現代人は睡眠時間を削ったり、不規則な時間に寝起きしたり、寝る直前まで心身を興奮させるような娯楽や仕事に打ち込んだりして、メンテナンス機能を弱めてしまっているのです。

ですから、「ストレス → 睡眠不足 → 過食とストレス → 全身疾患や歯周病 → ストレス……」というループを断ち切るには、自然に備わっているメンテナンス機能である「睡眠」を最大限に活用すべきでしょう。

起床から就寝までの体内時計を整えて眠りを深くする

近ごろ、「自律神経を整える」といったキーワードをよく耳にすると思います。

人間の体は、朝に太陽の光を浴びてから朝食をとることで、体内時計がリセットされるようにできています。

そうすることで、朝からはじまる「自律神経のバイオリズム」を整えようということなのです。

自律神経は、体を活性化させる「交感神経」と、体を休めようとする「副交感神経」

という、ふたつの神経のバランスによって成り立っています。

朝日と朝食のリセットから、体内時計は交感神経のスイッチを入れます。その活性度は正午をピークに、夕方ごろに落ち着いていく山なりのラインを描きます。

これにより、日中は脳や体のパフォーマンスが交感神経によって引き出され、活動的に過ごすことができます。

日が暮れるころには、交感神経に代わって副交感神経のスイッチが入っていく仕組みです。脳と体の活動量を抑え、体をリラックスさせて睡眠の準備に入るからです。

このバイオリズムが極端に崩れてしまうのが、ストレスとわたしたちの夜の過ごし方です。夜の副交感神経の働きを乱すことで、夜12時になっても眠気が訪れなかったり、眠れても睡眠が浅くなったりするのです。

睡眠時の心身のメンテナンス機能を最大化させるためには、適切な睡眠時間を確保し、より深い睡眠を得ることが欠かせないのです。

心身をリラックスさせる「5つの夜の習慣」づくり

江戸時代以前なら、電気もなく夜は真っ暗闇なのでたいしてすることもなく、人間はおとなしくして眠りにつくのを待ちました。しかし現代社会は、あまりに周囲に〝誘惑〟が多く、リラックスするのはそう簡単なことではありません。ですから、**自発的に心身がリラックスするように仕向けていく必要があるのです。**

そのためのポイントを、5つに絞って紹介します。

❶夕食は就寝の3時間前までにすませる

食事をすると、消化のために交感神経を働かせる必要があります。寝る直前や寝ているあいだに交感神経を働かせると睡眠は浅くなるので、食事は眠る3時間前が理想的です。

夜12時に寝る予定なら、夜9時までに食事を終えて間食も控えましょう。

❷お風呂の温度は40度。15分間つかるのが目安

熱々のお風呂が大好きな人は、新たな習慣にチャレンジしてみましょう。

熱いお風呂に長時間つかると、体の深部体温を高め過ぎてしまい、睡眠の妨げになるので避けたほうが賢明です。

精神的にはリラックスしていても、体は芯からホットな状態で活性度が高まってしまい、まったくリラックスできていないということになります。

お湯の温度を40度程度にして、15分間くらいつかるのが心身をリラックスするコツです。

❸頭に残っている嫌なことや悩みはノートに書き出す

これは、自律神経研究の第一人者である、順天堂大学の小林弘幸先生のメソッド「三行日記」を参考にしたものです。

人間は嫌な記憶や悩みごとがあると、頭のなかで思考がぐるぐる巡って、何度も嫌な気持ち（＝ストレス）を感じてしまうのだそうです。ストレスを受けると、防衛反応

として交感神経が高まり、夜の安眠を妨げてしまいます。

そこで、ノートに嫌な出来事や悩みごとを簡潔に書き出しましょう。そうして書き出すと、客観的に、あるいは他人ごとのように、嫌な出来事や悩みを捉えることができ、ストレスが緩和します。

また、冷静な対処方法を考えることもできるでしょう。

❹寝る前にリラックスする「毎日の儀式」を行う

就寝前に副交感神経の働きを高めるため、リラックスするような習慣をつくることをおすすめします。体を伸ばすストレッチや簡単なヨガをしたり、アロマをたいたり、落ち着いた音楽を聴いたりするといったことで構いません。

自分自身の心と体が落ち着くような習慣を、ルーティンにすることが大切なのです。つまり、リラックスするための「毎日の儀式」を行うのです。人間は、決まったことを毎日すると、心が落ち着くといわれています。

ただし、ルーティンにするといっても、激しい筋トレや息が上がるほどの運動、激しい音楽鑑賞、飲酒などは逆効果です。

❺寝る前にテレビやパソコン、スマートフォンの画面を見ない

モニターから発せられるブルーライトは、視神経を刺激して交感神経のスイッチを入れてしまうといわれています。

そもそも、寝る前に仕事のメールチェックをしたり、テレビでワクワクしたり、SNSで感情が揺らぐようなものを見ると交感神経がたかぶってしまい、リラックスした気分は台無しです。

ここで紹介してきた5つの取り組みのなかでも、もっとも眠りを浅くする要因だという声もあります。スマートフォンがあれば布団のなかでもあらゆるメディアを楽しむことができますが、それが心身の疲労と失調の原因になると思って、**就寝の1時間前にはスマートフォンには触らない**ことです。

それでも手が伸びてしまうのであれば、別の部屋にスマートフォンを置くぐらいの覚悟が必要です。

運動習慣は歯ぐきにも効く

歯や歯ぐきというのは、体の一部です。ですから、一般的に「健康のためにいい」とされることの多くは、歯や歯ぐきにとってもいいことなのです。

「体にいい習慣」といえば、運動習慣ではないでしょうか。

運動習慣を身につけることには、次のようなメリットがあり、ひいては**歯と歯ぐきにとってもメリットになります。**

血流を高めて、細胞を活性化させる

運動習慣があると心肺機能が高まり、全身の血管が太くなって毛細血管も増えることで血流が高まります。酸素や栄養をくまなく全身に送ることができるので、歯ぐきの細胞の活性化にもつながって、元気な歯ぐきを維持することにつながります。

また、**歯周病予防や回復力の向上にも寄与**します。

免疫力が高まる

適度な運動習慣は、免疫力を向上させることがわかっています。免疫力が高いほうが、歯周病菌の繁殖を免疫が抑え込んでくれる可能性が高まります。

基礎代謝が上がり、肥満を防止できる

運動強度を上げることで、筋肉量は増加します。

筋肉量が多ければ、基礎代謝が上がって1日の消費カロリーが高くなるため、肥満になりにくくなります。

ストレスを発散できる

運動習慣があるとストレスを発散でき、メンタルや自律神経の安定が期待できるほか、肩凝りや腰痛などの痛みが緩和し、身体的なストレスも減少していきます。

歯と歯ぐきの健康においても、食いしばりや歯ぎしりなどのリスクが低下します。

健康や見た目への意識が高くなる

プロポーションが改善されて見た目も若返ると、おしゃれや健康への意識も高まるでしょう。

歯並びや歯の白さ、歯の健康状態に対する意識も確実に向上します。

ハードな運動習慣を持つ人は、むしろケアが大切

メリットの多い運動習慣ですが、気をつけてほしいこともあります。それは、負荷の高い運動習慣はデメリットも多くなるということです。

トレーニングとして強度の高い筋トレや走り込みをしている人や、スポーツで全力を出すような試合や練習をしている人が該当するでしょう。

例えば、ハードな運動をすると免疫力は一時的に低下します。実際に、フルマラソンやトライアスロンなどをしている人は、競技によって風邪などの感染症を起こしやすいといわれています。

それに加えて、**運動中は激しい呼吸によって口のなかが激しく乾燥するため、トレーニングやスポーツをしている時間は、口腔内においても歯周病が悪化する時間帯となり得る**のです。

また、スポーツやトレーニングでは、力を込める瞬間に歯を食いしばります。このときに歯が欠けたり、折れてしまったりすることもあるほどです。

また、強い力で食いしばる習慣によって、歯ではなく、歯ぐきが耐えきれなくなることもあります。

アスリート気質のある人は、噛み合わせのバランスを歯科クリニックで診てもらい、必要であればスポーツ用のマウスピース使用を検討することをおすすめします。

思春期の「口呼吸」は歯並びを悪化させる

人間は本来、鼻で呼吸をするように体がデザインされています。

鼻の穴は、粘膜と鼻毛で呼吸によって入ってきた細菌やウイルスを食い止めるフィルターを持っていて、その奥の気道の粘膜まで異物がたどり着く可能性を減らしています。

しかし、口呼吸があたりまえになっている人が若者を中心に増えているようです。口呼吸では鼻腔のようなフィルターがないため、飛散する細菌やウイルスを吸い込むとダイレクトに喉の粘膜にたどり着いてしまいます。

粘膜にも強力な免疫組織があるとはいえ、入ってくるウイルスの数が多ければ、免疫のガードをくぐり抜けてなんらかのウイルスに感染してしまう可能性は高まります。明確なデータは存在しませんが、このコロナ禍では、口呼吸の人はより高い感染リスクを負っていたように思うのです。

大事なことなので繰り返させてください。口呼吸は口のなかを乾燥させるドライマウスの原因となり、乾燥によってプラークが硬化しやすく、歯周病菌や虫歯菌にとって繁殖しやすい口腔環境をつくってしまいます。

口呼吸というのは、「鼻をほじる」「貧乏ゆすりをする」のと同様に、無意識の「癖」ともいえるものです。その多くは、子どものころに癖付いてしまい、そのまま大人になってしまうと解消することは困難です。

口呼吸に気づき次第、鼻呼吸に切り替えることを習慣化していくしかありません。できるだけ若いうちに、思春期のころには口呼吸を治すトレーニングが必要です。

さらに、思春期までに治したほうがいい深刻な影響があるからです。

思春期の「お口ポカン」が歯並びを変え、顔の形を変える

コロナ禍になってからというもの、外を出歩く人はマスクをして見えなくなりましたが、コロナ禍以前は、口がポカンと開いている人が多く見られました。

例えば、電車のなかで手元のスマートフォンに集中している若いビジネスパーソンや、歩行者信号が変わるのを待っている子ども、誰かの話を聞いている学生といったように、若者を中心に口がポカンと開いているのです。

無意識に口が開いている理由は、口呼吸が常態化しているからです。

口呼吸による「お口ポカン」が、まだ発育段階にある思春期以前に出てしまうと、**歯並びが悪化して口まわりの筋肉や骨格に悪影響を与え、顔のかたちを本来とは違う間伸びした表情に変えてしまいます。**

口呼吸によって「出っ歯」と「受け口」になる歯並びの変化

成長期における前歯の歯並びは、舌が前歯を押す力と、唇や口まわりの筋肉が前歯を内側に押し戻す力とのバランスによって決まります。

また、舌は平常時には上顎側の前歯の後ろが自然なポジションで、ここに舌があることで筋肉のバランスが保たれています。

しかし、口呼吸をしていると下顎がつねに下がっているので、つられて舌も下顎側に沿ったポジションになってしまいます。これによって**筋肉のバランスが崩れ、上顎の骨は狭くなり、口まわりの筋肉は弱くなっていきます。**

その結果、唇が前歯を押し戻す力も弱くなり、舌の力によって押された前歯は成長とともに前へ前へと押し出されてしまうのです。

上下の前歯ともに前に出ますが、上顎の前歯がより前に出れば歯並びは「出っ歯」に、下顎の前歯がより前に出れば「受け口」という歯並びになります。

口呼吸によって変わってしまう顔の印象

前歯が前に飛び出していけば、鼻の下や唇も前に突き出てしまうので、顔の印象が大きく変わってしまいます。

人間の横顔は、鼻の先端と顎の先端が唇にぶつからずに線で結ばれると、より美しい印象になるといわれ、そのために鼻や顎を美容整形で高くする人もいます。

美の感覚は人によって異なるものですが、唇が突き出てしまうのは、少なくとも鼻と顎のラインによる美の印象とは逆行しているといえるでしょう。

鼻の下も長くなるため、口を閉じたときに間伸びした印象を与えてしまいます。

また、出っ歯になってしまうと、笑ったときに上顎の歯ぐきがむき出しになる「ガミースマイル」になりやすくなります。これもまた印象なので感じ方は人それぞれですが、コンプレックスに感じてしまう人は少なくありません。

子どものころは似た顔だった兄弟や姉妹でも、口呼吸の有無によって成長した顔の印象に大きく差が出たケースもあります。

もし、**自分の子どもに「お口ポカン」が見られた場合は、早々に歯科クリニックに相談し、鼻呼吸に戻すトレーニングと、必要に応じた歯列矯正**を行うべきでしょう。

口呼吸を鼻呼吸へと戻すトレーニング

口呼吸や舌の位置を修正して口まわりの筋肉のバランスを整え、歯並びの乱れを予防するトレーニングを、歯科では「MFT（口腔筋機能療法）」と呼びます。

MFTでは、本来あるべき舌の位置を習慣付け、筋肉のバランスを取り戻すための数十種類におよぶトレーニングのなかから、患者さんに合わせて選んでトレーニングを進めていきます。とても地道で、長期に及ぶトレーニングだと思ってください。

口呼吸の癖を完全に治すには、脳の柔軟性が高い小学校低学年くらいからはじめないと困難です。思春期ではかなり前途多難ですが、それでもやらないよりはやるべきでしょう。

問題は、すでに成人している場合です。**大人でも口呼吸になると歯並びに変化を与え、不正咬合による健康リスクが生じます。**しかし成人の場合、よほどの患者さんの意思がない限り、困難を極めると考えてわたしはMFTを推奨しません。これは、あくまでわたしの考えであり、ほかのクリニックの先生は異なる判断を下すかもしれません。

みなさんのなかで、口呼吸の症状を自覚している人がいるなら、まずは歯科クリニックに相談をしてください。すでに歯並びに影響があるなら、矯正の必要があります。いずれにしても、口呼吸に気づき次第、意識的に鼻呼吸に切り替える癖をつけることです。

先に述べたように、ＭＦＴの効果が出る可能性が高いのが、子どもです。

当クリニックに通っている馬場《ばんば》妃菜《ひな》さん（９歳）は、歯列矯正のために通いはじめました。前歯が閉じていない、いわゆる不正咬合（開咬）という状態で、奥歯でしっかり噛めていなかったのです。そのうえで口呼吸にもなっていました。

矯正の効果をより確かなものにするためにもＭＦＴによる口呼吸改善に努めたところ約１年かかりましたが鼻呼吸ができるようになりました。

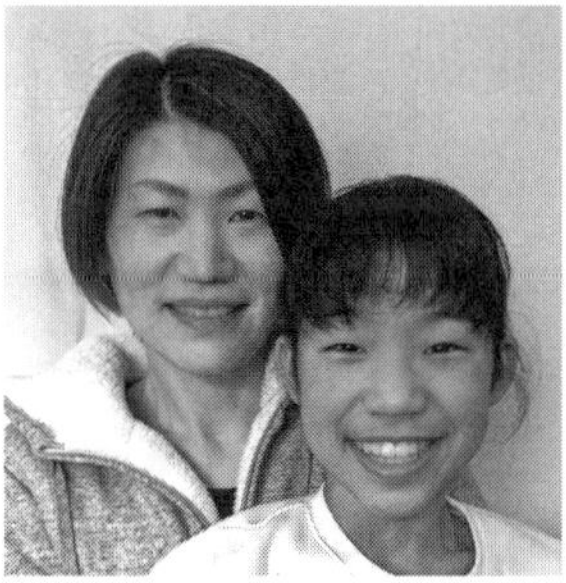

馬場さん（9歳）とお母さま

また、矯正も順調に進んでいます。

繰り返しになりますが、子どもであれば、口呼吸から鼻呼吸へと戻せる可能性は十分にあります。

できるだけ早めに歯科に相談することが大切ですし、２２６ページに紹介した、舌のトレーニングなどはお子さんにも役に立つので、ぜひ試してみてください。

子どもの未来のためにできること

いま、人生100年時代といわれています。

ただ、子どもたちが大人になるころは、もっと寿命が延び、人生110年時代、120年時代などと呼ばれる可能性だって否定できません。

つまり、いまより長く、歯や歯ぐきを保つ必要が出てくるというわけです。

そのためには、歯ぐきに負担のかからない噛み合わせになるように、歯並びをよくしたり、口呼吸の癖をつけたり、子ども時代からのケアが欠かせません。

そのようなケアをして、**歯周病になりにくい歯や歯ぐきを残してあげることこそ、子どもへの、最高の贈り物になる**はずです。

では、具体的にどういうことができるのかを、ここではクリニックでも相談の多い、

5歳までの子どものケアの一部を紹介していきます。

妊娠時にできること

まずは、子どもが生まれてくる前の妊娠の時期の話です。

妊娠中は女性ホルモンが増加し、口のなかを正常に保つ唾液の分泌が低下してしまうため、歯肉の炎症・口臭などの口のトラルが起きやすくなります。

妊娠初期〜出産まで、**妊婦さんの約半数以上が歯肉炎を発症するといわれており、放置すると歯周病になってしまう可能性が高まります。**つわりなどで正しい食生活ができず、口腔内環境も悪くなりやすいため、虫歯リスクも高まります。

また、赤ちゃんが生まれたときにお母さんが歯周病や虫歯だと、赤ちゃんのお口のトラブルにつながりやすくなってしまうのです。

妊娠したら、歯磨きを今まで以上に徹底してもらうことに加え、定期的に（月1回）

歯医者さんで健診・メンテナンスを受けましょう。

0歳のお子さんにできること

生まれたてで歯が生えていない赤ちゃんでも、口のメンテナンスは重要です。赤ちゃんの口の中をガーゼで優しく拭いてあげましょう。

赤ちゃんは唾液の量が多く、自浄作用も高いため、ガーゼで軽く拭いてあげるだけでも、口のなかは十分きれいになります。

ガーゼ磨きで口のなかを清潔にすることに、この時期から慣れてもらうことが目的です。

また、生後6~8カ月ごろから乳歯が生えはじめますから、歯にフッ素を塗ってあげましょう。

フッ素は、虫歯菌の活動の抑制や虫歯になりにくい強い歯にする働きがあり、生えたばかりの歯に塗布することがもっとも効果的です。

乳歯の時期からフッ素を塗ることで、子どもをむし歯のリスクから守ることができるようになります。

また、**口まわりの筋肉は、0歳のときから育てていく必要があります。**筋肉の発達のためには、母乳や離乳食の与え方、使用する哺乳瓶などが重要です。母乳であれミルクであれ、それぞれにいいところはありますが、哺乳瓶は、母乳に比べて簡単にミルクが飲めてしまいます。

そのため、口まわりの筋肉を鍛えるという観点からいえば母乳のほうがいいでしょう。

哺乳瓶で育てる場合は、デザインなどで選ぶのではなく、口まわりの筋肉を鍛えることにも気を配ったものを選ぶことをおすすめします。

母乳で育てる場合は、乳頭の先だけをくわえて吸っている浅飲みではなく、赤ちゃんの**口が大きく開き、顎が乳房にふれていて、なおかつ下唇が外向きに開いている深飲みをさせることが、口まわりの筋肉の発達にとって大切**です。

一度、助産師さんなどに、深飲みできているのか、確かめてもらうとよいでしょう。

1歳のお子さんにできること

1歳になると、どんどんと乳歯が生えはじめます。

子どもの口の健康のためには、乳歯が生えはじめたタイミングからの虫歯予防が非常に大切です。

永久歯に生え変わるから関係ないのではと思われるかもしれませんが、乳歯が虫歯になってしまうと、乳歯の根っこに細菌がたまり、そのあとに生えてくる永久歯にも悪影響を与えてしまうので、虫歯予防としてフッ素を塗ることがとても重要です。

フッ素を塗ると、虫歯菌が生み出す酸に溶けにくい強い歯になり、歯の汚れ（歯垢）のなかにいる細菌の活動を弱らせることができます。虫歯の原因である酸産生そのものを抑制する作用もあります。

また、離乳食を食べる際の姿勢もとても大切です。

足がしっかり床や椅子の踏み台などにつくようにしてください。

足がブラブラだと、意識が散漫になり食事に集中していないため、しっかり噛むことができないといわれています。

その結果、噛む力が弱まって、顎の正しい発達が阻害され、丸飲みの癖、咀嚼回数の減少による食べ物の消化不良など、さまざまな影響が出てきます。

このころの食事では、親が食べさせるだけでなく、**お子さんに手づかみで食べさせることに挑戦**してみてはいかがでしょう。

食べる意欲の向上につながりますし、スプーンやフォークなどを使う練習にもなります。

2歳のお子さんにできること

歯磨きの重要性が高くなる年齢ですが、まだまだ子どもがひとりで歯磨きをやり切るのは難しい年齢です。

そのため、5章で紹介した磨き方を参考に、親が仕上げ磨きをしてあげましょう。

また、虫歯予防のために、フッ素だけでなく、奥歯の溝にプラスチック樹脂を埋めることで、虫歯菌が歯の溝にたまらないようにするシーランドというものがあります。

お近くの歯科クリニックで相談してみてください。

3歳～4歳のお子さんにできること

離乳食ではなく大人と同じ食べ物を食べられるようになります。

そのため、この時期は噛む習慣・噛む力を身につけさせることが大切です。

噛む力を育むことは、顎の発達、唾液の分泌、食べ過ぎ防止、脳の発達などさまざまないい影響があります。

この時期にやわらかい食事や、**あまり噛まなくてすむものを与え過ぎると、噛む力や習慣が身につかず丸飲みの癖がついたり、口まわりの筋肉が育たず、顔立ちに悪影響を及ぼしたりする**ことがあります。

とはいっても、いきなりスルメなどの硬いものを食べさせても、嫌がるだけです。

子どもが嫌がらない程度の硬さのものを用意し、**「リンゴシャキシャキして、いい音がするね」などの声かけをしながら、**噛むことが楽しいという意識づけをすることが大切です。

5歳のお子さんにできること

歯並びが気になりはじめる時期ではないでしょうか。

歯並びが悪くなる原因は、遺伝子など先天的に決まるものだと思っていませんか？

実は、親の遺伝以上に、口呼吸（お口ポカン）・頬づえ・飲み込み方など、口の癖が、**歯並びや未来の歯周病の予防に大きな影響を与えています。**

このころから、これまで述べてきたことに気をつかい、対応していくようにしてください。

おわりに

最後に伝えたいことがあります。

「すべての歯科医が、どんな患者さんも救えるわけではない」ということです。

さまざまな治療の選択肢を考え、ベストを尽くす歯科医はたくさんいますし、わたし自身ももちろんそうです。

「歯や歯ぐきの健康を守りたい」と願う患者さんに対して、ベストを尽くすことは歯科医として当然のことです。

しかし、「歯の健康を守る意思が見えない人」まで、漏れなく救うことができないのもまた事実なのです。

状態が悪いのにセルフケアをまったくしてくれない患者さんや、定期的な通院が期待できない患者さんを、はっきりと「見捨てる」クリニックもあるということです。

いますぐにでも治療をしないと重篤な状況になるのであれば見捨てることはないと思いますが、よくも悪くも、歯や歯ぐきの症状の進行は「長期的」なものであり、すぐに重篤な健康被害に及ぶことは少ないものです。

治療や予防に真剣に向き合う意思がないのであれば、「それも患者さんの選択だから」とみなすしかないのでしょう。


もしあなたが歯科医で、歯や体の健康に対する意識が高く予防や治療に専念してくれる患者さんと、何度セルフケアの重要性を説いてもまったく非協力的な患者さんがいたとします。でも診察の時間は限られている――。

さて、どうしますか？

「すべての患者さんを平等に扱う」のは歯科医として当然でも、どこかで見方が変わってしまうのではないでしょうか。

でも、意識が低い患者さんの意識を変えていくこともまた、歯科医や歯科衛生士の大事な仕事のひとつであることは間違いありません。

先に述べた、「予防歯科診療に力を入れている歯科クリニックの特徴」のなかで、「カウンセリングに時間をかけてくれるクリニック」をおすすめした理由はそこにあります。

当クリニックも、すべての患者さんに対してカウンセリングと情報提供を重視していますが、その理由は、多くの患者さんの意識が変わっていくのを実際に体験してきたからです。

最初は嫌々で来院した患者さんであっても、しっかりと今後のリスクを説明し、信頼関係を築いて納得感を得てもらうことは可能です。そして、治療や予防に向き合い、結果が見えることでさらに意識を高めてくれます。

多くの患者さんが、「もっと早くクリニックに来るべきだった」「歯のことをあまりに考えていなかった」といった後悔の言葉を口にするのも、患者さん自身の責任である一方、情報提供をきちんとできずに、患者さんの危機意識を育てられなかった歯科医療界のいたらなさでもあると感じています。

どうか、ここまで読んでいただいたみなさんには、歯や歯ぐきに対して後悔のない人生を送っていただきたいと思っています。

「いますぐ、お近くの歯科クリニックで予防歯科診療を受けてみませんか？」

この言葉をみなさんに伝えて本書を終わります。

最後まで読んでいただきありがとうございました。

かめい歯科クリニック院長　亀井孝一朗

小さな町で評判の歯科医が解説
歯周病になったらどうする？

発行日　2023年3月30日　第1刷

著者　亀井孝一朗

本書プロジェクトチーム
編集統括　柿内尚文
編集担当　中村悟志
編集協力　岩川悟（合同会社スリップストリーム）、吉田大悟
協力　大橋高広
デザイン　岩永香穂（MoAI）
カバーイラスト　なかきはらあきこ
本文イラスト　石玉サコ
レシピ協力　矢部まり子
DTP　ユニオンワークス
校正　中山祐子

営業統括　丸山敏生
営業推進　増尾友裕、綱脇愛、桐山敦子、相澤いづみ、寺内未来子
販売促進　池田孝一郎、石井耕平、熊切絵理、菊山清佳、山口瑞穂、吉村寿美子、矢橋寛子、遠藤真知子、森田真紀、氏家和佳子
プロモーション　山田美恵、山口朋枝
講演・マネジメント事業　斎藤和佳、志水公美、程桃香

編集　小林英史、栗田亘、村上芳子、大住兼正、菊地貴広、山田吉之、大西志帆、福田麻衣
メディア開発　池田剛、中山景、長野太介、入江翔子
管理部　八木宏之、早坂裕子、生越こずえ、本間美咲、金井昭彦
マネジメント　坂下毅
発行人　高橋克佳

発行所　株式会社アスコム

〒105-0003
東京都港区西新橋2-23-1　3東洋海事ビル
編集局　TEL：03-5425-6627
営業局　TEL：03-5425-6626　FAX：03-5425-6770

印刷・製本　株式会社光邦

Printed in Japan ISBN 978-4-7762-1263-8